泌尿器科領域における
周術期感染予防ガイドライン2015

日本泌尿器科学会 編

JUA Japanese Urological Association
/JRGU Japanese Research Group for UTI
日本泌尿器科学会公認

メディカルレビュー社

はじめに

1．背景と目的

手術部位感染症（surgical site infections：SSI）は院内感染のなかでも高頻度にみられる感染症の１つである。ガイドラインとしては1999年に米国CDC（Centers for Disease Control and Prevention）が発表したものが有名であり，そのなかでSSI予防を目的とした抗菌薬術前単回投与（術中追加投与を含む）という概念と，清潔手術，準清潔手術，汚染手術のカテゴリーが構築された。このガイドラインの影響を受け，国内外の外科領域の周術期管理は大きく変貌したが，国内におけるガイドラインにおいては抗菌薬投与期間が長めに設定される傾向にあった。2006年に日本泌尿器科学会（JUA）より『泌尿器科領域における周術期感染予防ガイドライン』が発表されたが，EAU，AUAなど海外のガイドラインと比較しても，準清潔手術，消化管利用手術の抗菌薬投与期間がやはり長めに設定されていた。これは，当時はまだ予防抗菌薬が長期に投与されている施設が多くみられたことだけではなく，抗菌薬投与期間を短縮するメリットとデメリットを明確に示すエビデンスがわずかであったことに起因する。

これらのガイドラインが発表された以後，術前単回投与，術後血糖値管理，皮膚消毒，院内感染対策などについてのエビデンスが着実に蓄積され，現在では抗菌薬投与法のみならず周術期管理全般が大きく変わりつつある。さらには，密封小線源療法，骨盤底再建手術（TVM，TVT/TOT），経尿道的前立腺核出術（HoLEP/TUEB），軟性鏡による経尿道的結石破砕術（fTUL），腹腔鏡手術，ロボット支援腹腔鏡手術など，次々と導入される新規術式に対する周術期感染症対策の検証も必要になってきている。

本ガイドラインは，前回のガイドラインを基盤として，2006年以降に蓄積された最新のエビデンスを可能な限り取り入れ，現在行われている実地医療に即した実用的なガイドラインとなるよう改訂されている。

2．利用者と期待される効果

本ガイドラインは，一般泌尿器科臨床医（専門医）を対象としている。本ガイドラインを実地医療で遵守していただくことにより，患者および医療環境にとってより良い結果が産まれることを期待して作成されている。しかしながら，すべての泌尿器科領域における手術や検査が本ガイドラインに厳密に従って施行されることを期待するものではない。すなわち，本ガイドラインの対象者である泌尿器科臨床医（専門医）が，本ガイドラインの内容を十分に理解したうえで実臨床において個々の患者に対してオーダーメイドな治療をすることを妨げるものではない。本ガイドラインは，保険医療の審査基準や医事紛争・医療訴訟の資料として用いられることを目的としたものではない。

3．作成方法

本ガイドラインに用いた文献検索の範囲は主にMEDLINE/PubMed，医学中央雑誌，Cochrane Libraryを用いて主に2000～2014年に発表された論文を中心に検索した。検索のキーワード選定は各項目の担当委員がそれぞれの項目に応じて行った。必要に応じて，エビデンスレベルの高い論文，ランドマーキングとされる論文については，2000年より前に発表された論文も採用した。採用した論文については，構造化抄録を作成し，委員全員に配布し吟味した。成書としてCDC，IDSA，AUAおよびEAUより発表されている最新のガイドラインなどを参照し，可能な限り国際的にハーモナイズできるよう考慮した。

4．エビデンスレベルおよび推奨グレード

エビデンスレベル（EL）および推奨グレード（RG）は，「日本泌尿器科学会が関与する診療ガイドラインに関する細則（2011年11月７日 ガイドライン評価委員会）」に従った。

エビデンス選択には可能な限り質の高い研究を用いたが，エビデンスが少ない場合は幅広く症例集積研究も用いた。動物実験や遺伝子研究は除外した。

推奨グレードの決定には，各項目の担当委員同士での十分な議論の後，会議およびメールを用いて委員全員の合意が得られるまで議論した。

エビデンスレベル（EL）は以下の表に従って分類する。

Ⅰ	システマティックレビュー／RCTのメタアナリシス
Ⅱ	1つ以上のランダム化比較試験による
Ⅲ	非ランダム化比較試験による
Ⅳa	分析疫学的研究（コホート研究）
Ⅳb	分析疫学的研究（症例対照研究，横断研究）
Ⅴ	記述研究（症例報告やケースシリーズ）
Ⅵ	患者データに基づかない，専門委員会や専門家個人の意見

エビデンスレベルなどを基に，推奨グレード（RG）を定める。

推奨グレード	内　容
A	強い科学的根拠があり，行うよう強く勧められる。
B	科学的根拠があり，行うよう勧められる。
C1	科学的根拠はないが，行うよう勧められる。
C2	科学的根拠がなく，行わないよう勧められる。
D	無効性あるいは害を示す科学的根拠があり，行わないよう勧められる。

5. 改　訂

本ガイドラインは約5年後を目安に見直しを行い，改訂を予定する。現在保険適応となっている「人工尿道括約筋」「前立腺肥大に対する蒸散術（PVP）」「小径腎癌に対する凍結療法」などの項目も含めて作成されることが望まれる。

6. 外部評価

本ガイドラインは，日本泌尿器科学会ガイドライン委員会および理事会によるpeer reviewを経て，日本泌尿器科学会理事会により公認されている。

7. 利益相反

本ガイドライン作成資金は学会から出されており，特定の団体または企業からの寄付は含まれてない。本ガイドラインの勧告内容は，すべて科学的根拠に基づくものであり，特定の団体や製品・技術との利害関係により影響を受けたものではない。

8. ガイドライン作成委員

UTI共同研究会周術期感染予防ガイドライン作成ワーキンググループ

札幌医科大学	感染制御・臨床検査医学	髙橋　聡
	泌尿器科	栗村 雄一郎，橋本 次朗，上原 央久，桧山 佳樹
筑波大学	腎泌尿器外科	宮﨑　淳
東京慈恵会医科大学	泌尿器科	清田　浩
慶應義塾大学	泌尿器科	矢澤　聰
藤田保健衛生大学	感染制御部	石川 清仁
	腎泌尿器外科	日下　守
岐阜大学	泌尿器科	出口　隆，安田　満
兵庫医科大学	泌尿器科	山本 新吾，田岡 利宜也，東郷 容和
神戸大学	感染制御部	荒川 創一
	腎泌尿器科	田中 一志，重村 克巳，松本　穣
岡山大学	泌尿器科	上原 慎也，和田 耕一郎
広島大学	泌尿器科	小林 加直
産業医科大学	泌尿器科	松本 哲朗，濱砂 良一，庄　武彦，松本 正広
鹿児島大学	血液浄化療法部	速見 浩士

目次 CONTENTS

総　論

Executive summary

- 手術カテゴリーを清潔手術（clean），準清潔手術（clean-contaminated），汚染手術（contaminated）に分類する。感染症発症リスクはそれぞれ１～４％，４～10％，10～20％である（EL；Ⅳa，RG；B）。
- SSI予防抗菌薬はβラクタマーゼ阻害薬（BLI）配合ペニシリン系または第１・２世代セファロスポリン系抗菌薬を基本とする（EL；Ⅳa，RG；B）。広域スペクトラムをもつ抗菌薬は予防抗菌薬として使用すべきではない（EL；Ⅳa，RG；D）。
- 抗菌薬は手術開始30分前から手術開始直前までに投与する（EL；Ⅳa，RG；B）。
- 経尿道的手術（TURPを除く），清潔手術，準清潔手術においては抗菌薬の投与期間は24時間以内とすべきである（EL；Ⅱ，RG；B）。消化管利用手術（汚染手術）においては48時間以内とすべきである（EL；Ⅳa，RG；B）。
- 院内感染症対策の１つの重点項目としても，術前入院期間の短縮は重要である（EL；Ⅳa，RG；B）。
- 術後は血糖値を200mg/dL未満になるようコントロールする（EL；Ⅳa，RG；C1）。
- いかなる泌尿器科領域の手術においても剃毛または除毛はすべきではない（EL；Ⅱ，RG；D）。
- ドレーン・カテーテル類を使用する際には必ず閉鎖式を用い，可能な限り術後早期に抜去する（EL；Ⅳa，RG；B）。
- 感染手術では感染症治療としての抗菌化学療法を行う（EL；Ⅳa，RG；B）。
- 尿路が開放される可能性のある手術では，術前に尿路感染の有無を確認する（EL；Ⅳa，RG；B）。
- 尿路が開放される可能性のある手術で尿路感染がある場合には，術前に原因菌に感受性のある抗菌薬による治療を行う（EL；Ⅳa，RG；B）。

1　泌尿器科領域における周術期感染症の定義

一般に，手術または検査など侵襲的処置に起因して１ヵ月以内に発症する感染症を周術期感染症（perioperative infection）と定義している。手術や処置により侵襲が加えられた部位に発生する感染症はSSI（surgical site infections）と呼ばれる。さらにCDC（Centers for Disease Control and Prevention）ガイドライン[1]による定義では，SSIは表層感染（superficial incisional SSI），深層感染（deep incisional SSI），臓器または死腔感染（organ/space SSI）に細分化されている。一方，手術部位とは直接関連のない部位に発生する感染症は遠隔感染（remote infection：RI）と呼ばれ，肺炎，中心静脈カテーテル関連感染，尿路カテーテル関連感染，ドレーン関連感染，敗血症，などがこれに該当する。

しかしながら泌尿器科領域では，術後尿路感染症をどのように分類するかについて，一定の見解は得られていない。たとえば，TURP，TURBT，TULなどの経尿道的内視鏡手術後に発生する尿路感染症はSSIとして分類することに大きな異論はないかもしれない。しかし，これらの手術において前立腺炎，精巣上体炎，腎盂腎炎などすべての尿路（性器）感染症をSSIとして分類してもよいかは疑問である。経尿道的内視鏡手術に限らず，泌尿器科領域の多くの開腹/腹腔鏡手術が尿路を開放する手術である特殊性を考えれば，術後に発生した尿路感染症をSSIまたはRIのどちらかに明確に分類するのは困難である。尿路変向術，腎盂形成術などの尿路再建術後かなりの期間が経過してから尿管カテーテルを抜去する際に発生する尿路感染症を周術期感染症として集計するべきかについても，一定のコンセンサスを得るのは難しい。そのため泌尿器科領域において，腎盂腎炎，膀胱炎などの尿路感染症および前立腺炎，精巣上体炎などの男子性器感染症については，SSIまたはRIと分類せず，尿路（性器）感染症（UTI）として報告するほうが混乱は少ないと考えられる。

2 泌尿器科領域における手術分類（表1）

CDCガイドラインはSSI発生率から，手術のカテゴリーを清潔手術（clean），準清潔手術（clean-contaminated），汚染手術（contaminated）に分類し，「それぞれのカテゴリーにおいて抗菌薬の種類と投与方法を的確に選択し，感染予防対策を構築していくべきである」と提唱した[1]。泌尿器科領域の手術は，JUA（Japanese Urological Association；日本泌尿器科学会）およびEAU（European Association of Urology）ガイドラインでは経尿道的内視鏡手術，清潔手術，準清潔手術および汚染手術（消化管利用手術）に分類されている[2)3]。EAUガイドラインでは清潔手術，準清潔手術，汚染手術の感染症発症リスクをそれぞれ1～4％，4～10％，10～20％としており，本ガイドラインとほぼ同様である[3]。AUA（American Urological Association）ガイドラインでは，尿路を開放するか，消化管を利用するかに分けて分類されているが[4]，基本的な概念はEAUまたはJUAガイドラインとほぼ同じであり，尿路を

表1．JUAガイドライン手術分類

尿路内視鏡手術（UTI（＊：1～4%，＊＊：4～10%））
TURBT*，TUL*，TURP**，PNL** など
清潔手術（SSI 1～4％）
外陰部手術（陰茎，陰嚢，膣など），腎・副腎摘除術，腎部分切除術，後腹膜腫瘍摘除術，リンパ節郭清，尿管剥離術，精索静脈瘤手術，会陰部手術 など
準清潔手術（尿路開放手術）（SSI 4～10%）
腎尿管摘除術，根治的前立腺摘除術，前立腺被膜下摘除術，膀胱部分切除術，膀胱全摘除術＋尿管皮膚瘻，VUR根治術 など
汚染手術（消化管利用手術）（SSI 10～20%）
膀胱全摘除術＋消化管利用尿路変向術，消化管利用膀胱拡大術 など

開放しない手術は清潔手術，尿路を開放する手術は準清潔手術に相当する。ただしEAUガイドラインでは腎盂形成術，腎部分切除術など上部尿路が開放される手術も準清潔手術に分類されているが，JUAガイドラインではほぼ無菌な上部尿路が開放されるこれらの手術は清潔手術に分類されている[2)5)6)]。また，AUAガイドラインにおいて消化管利用手術と記載されている術式について，EAUガイドラインでは小腸利用手術は準清潔手術，大腸利用手術は汚染手術に分類されているのに対し，JUAガイドラインではいずれも汚染手術に分類されている（**表1**）。

3 予防抗菌薬の投与法（表2）

1）抗菌薬の選択

SSI予防抗菌薬投与の目的は，創部を常在細菌の汚染から防御することである。そのため，SSI予防抗菌薬としてはBLI配合ペニシリン系または第１・２世代セファロスポリン系抗菌薬を基本とするべきである（**EL；Ⅳa, RG；B**）。近年では大腸菌をはじめBLIを含まないペニシリン系抗菌薬単独での有効性はかなり低いため，ペニシリン系抗菌薬を使用する場合にはBLI配合ペニシリン系抗菌薬を使用するべきである。第３・４世代セファロスポリン系，カルバペネム系などの広域スペ

表2．周術期感染症予防抗菌薬の選択と投与期間

手術名		投与タイミング*	使用抗菌薬
経尿道的手術	TURBT，TUL	単回	第1・2世代セファロスポリン系・BLI配合ペニシリン系**・アミノグリコシド系
	TURP，PNL	単回 または 72時間以内	
開腹手術	清潔手術	単回	第1世代セファロスポリン系・BLI配合ペニシリン系**
	準清潔手術	単回 または 24時間以内	第1・2世代セファロスポリン系・BLI配合ペニシリン系**
	汚染手術（消化管利用手術）	48時間以内	第2世代セファロスポリン系・セファマイシン系・BLI配合ペニシリン系
腹腔鏡手術		開腹手術に準ずる	開腹手術に準ずる

*：単回投与…手術時間が3時間を超える場合には追加投与
**：ピペラシリン/タゾバクタム（PIPC/TAZ）は除く。

表3．周術期感染症予防抗菌薬の選択・投与の原則

1）手術中に汚染する細菌に対して抗菌力をもつ
2）汚染細菌の発育阻止に十分な組織内濃度が手術操作部位で得られる
3）重篤な副作用がない
4）皮膚や腸管の常在細菌叢などの生体環境を乱さない
5）第３・４世代セファロスポリン系，カルバペネム系などの広域スペクトラムをもつ抗菌薬，およびバンコマイシンは使用せず，術後感染治療抗菌薬として温存する

クトラムをもつ抗菌薬は術後感染治療抗菌薬として温存し，予防抗菌薬として使用すべきではない（**EL；Ⅳa，RG；D**）（**表3**）。抗菌薬の不適当な選択や投与タイミングが周術期感染症リスクを増加させることも報告されている[7]。ただし，このような抗菌薬選択は低リスク患者（ASA（American Society of Anesthesiologists）スコア1または2）に対する一般的な経尿道的内視鏡手術，清潔手術，準清潔手術，消化管利用手術のみに適用すべき基本コンセプトであることも理解しておく必要がある。術前より尿路感染が確認されている経尿道的内視鏡手術や，腹膜炎や感染創に対する感染手術（dirty）は，ターゲットとなる細菌に対する抗菌スペクトラムをもつ抗菌薬を選択しなければならない（**EL；Ⅳa，RG；B**）。

2）抗菌薬の投与タイミング

1999年にCDCガイドラインが発表される以前において本邦では，抗菌薬は手術が終了し患者が病室に帰棟してから投与開始されることが慣習となっていた。抗菌薬のSSI予防効果を期待するならば，皮膚切開が加えられる時点ですでに汚染細菌の発育阻止に十分な組織内濃度が手術操作部位で得られている必要があり（**表3**），手術開始30分前から開始直前までに投与するのが妥当である（**EL；Ⅳa，RG；B**）[8]。SSIの成立機序を考えれば容易に理解されることではあるが，SSIは開放された創が周囲の常在細菌によって汚染され，閉創後にその細菌が増殖して発症する。術中において細菌による創汚染を最小限に止めることができれば，SSIの発症リスクを最小限に抑制することが可能であると考えられる。また，SSI予防抗菌薬としてBLI配合ペニシリン系，セファロスポリン系などのβラクタム系抗菌薬を使用する際には，予想される汚染菌のMIC（最小発育阻止濃度）を超える濃度に維持されている時間（time above MIC）が重要である（**図1**）。SSI予防抗菌薬として使用される多くのβラクタム系抗菌薬の血中半減期は1～2時間であるため，手術開始後3～4時間ごとに再投与する。一般に抗菌薬単回投与とは，長時間の手術における術中追加投与も含めることと定義されている。一方，アミノグリコシド系，キノロン系抗菌薬は最高血中濃度が重要視されるため（C_{max}/MIC），低用量を分割して投与するのではなく，最高血中濃度がより高くなるように高用量投与が求められる（**図2**）。

3）抗菌薬の投与期間

経尿道的手術，清潔手術，準清潔手術においては抗菌薬の投与期間は24時間以内とすべきであり（**EL；Ⅱ，RG；B**）[6][9]-[11]，特に準清潔手術においてはそれ以上の長期投与は術後感染症発生のリスクファクターとなる[7]。例外としてTURPにおいては72時間以内の抗菌薬投与が推奨されるが（**EL；Ⅱ，RG；B**）[3][12]，HoLEP，TUEBなどの新規の経尿道的前立腺手術においては尿路感染症の発生頻度が低いことから[13]，より短い投与期間でもよい可能性がある[6]。低リスク患者

図1．time above MIC

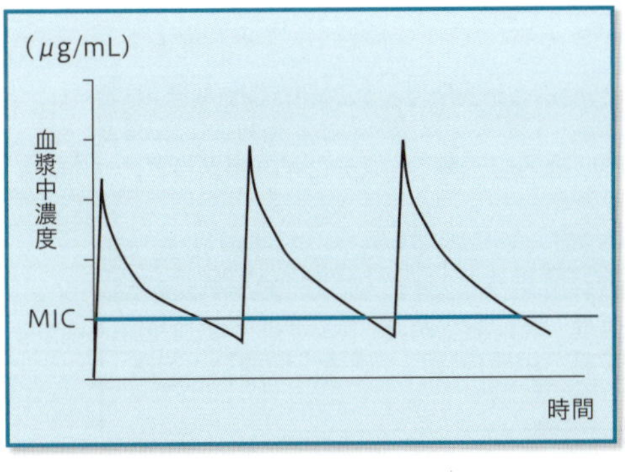

図2．C_{max}/MIC

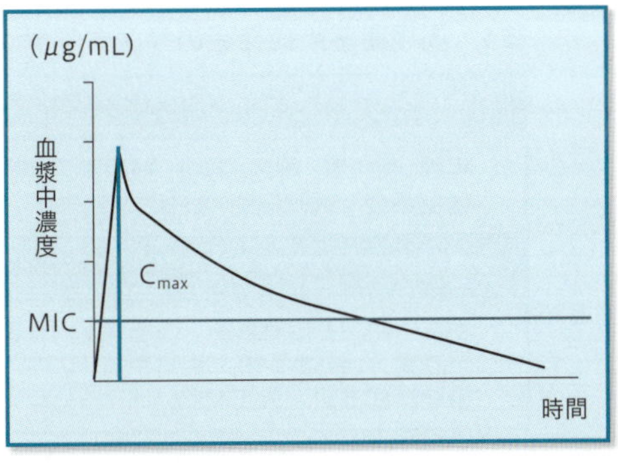

に対する低侵襲清潔手術においては，抗菌薬投与は必要がない可能性も示唆されている[14)15)]。消化管利用手術（汚染手術）では一定の見解は得られてはいないものの，48時間以内で十分と考えられている（EL；Ⅳa，RG；B）[6)16)]。これらのコンセプトは低リスク患者に対する一般的な泌尿器科領域手術に対して適応されるものであり，重度のリスクファクターのある患者においては，個々の患者に応じた投与方法と投与期間を設定する必要がある。

4 周術期感染症発症のリスクファクター（表4）

周術期感染症発症のリスクには抗菌薬の投与方法のみならず，入院から手術までの期間，術前の除毛方法とその時期，皮膚消毒，術者の手洗い，薬剤耐性菌保有患者の取り扱い，手術室の衛生環境，手術機器やドレープの滅菌方法，術中の清潔手技，手術時間，出血量，術後の創部処置方法，カテーテルやドレーンの種類・抜去時期など，多数の要因が関与する。これらの医療側のリスクファクターに加えて，糖尿病，喫煙，ステロイド長期投与，放射線治療歴など，患者側にも多くのリスクファクターが存在する[17)]。

1）術前入院期間短縮・手洗いの励行

術前長期入院によりMRSAや多剤耐性緑膿菌などを保菌する機会が増えるため，SSI発生率が上昇する。院内感染症対策の1つの重点項目としても，術前入院期間の短縮は重要である。同じ理由により，医療従事者は個々の患者に接触する機会があるたびに，手洗いおよび新しい手袋の装着が推奨される（EL；Ⅳa，RG；B）。

2）ASAスコア

ASAスコアは米国麻酔学会による患者の状態を把握するためのスコアであるが，SSI発生率と有意に関連することが多くの論文で報告されている。術前にASAスコアを確認することにより，個々の患者特有のリスクファクターを検討し，術中合併症，SSIおよびRIの予防に役立てることができる。

3）糖尿病

糖尿病はSSIを発生させる単独のリスクファクターと考えられがちであるが，糖尿病の存在自体が原因ではなく，術前術後の血糖コントロールがより重要と考えられている。そのため，経口薬による不安定な血糖コントロールになるよりは，術前術後にはインスリンを導入して確実に術前術後の血糖コントロールをすべきである。具体的には，術前のHbA_{1c}は6.5％以下に，術後は血糖値を200mg/dL未満になるようコントロールする（EL；Ⅳa，RG；C1）。

4）喫煙

ニコチン摂取は一次創傷治癒を遅延させることが知られており，手術前30日以上の禁煙が推奨されている（EL；Ⅳa，RG；C1）。

5）鼻腔内黄色ブドウ球菌の除菌

鼻腔内のMRSAの除菌効果を期待してムピロシン軟膏の塗布をされることが一般的であった時期もあるが，実際にはムピロシン軟

表4．周術期感染症発症のリスクファクター

患者側のリスクファクター
年齢，低栄養，喫煙，肥満，糖尿病（術後高血糖），放射線治療歴，ステロイド長期投与，免疫不全，入院期間 など
医療側のリスクファクター
手洗時間，手指消毒薬，術前剃毛，術前皮膚処理，周術期抗菌薬，手術時間，出血量，腹腔鏡 vs 開腹手術，手術手技（止血，死腔閉鎖，組織挫滅），手術室の換気，不適当な滅菌方法，人工異物，ドレーン

膏鼻腔塗布によるSSI予防効果は心臓の手術など一部の手術でのみ証明されているにすぎない。泌尿器科領域を含む一般の腹部手術においては，ムピロシン軟膏鼻腔塗布による効果はないと考えられている（**EL；Ⅱ，RG；C2**）。

6）剃毛・除毛

手術前日のカミソリによる創部周囲の剃毛は，皮膚に微細な傷をつくり細菌繁殖の原因となる。脱毛クリームも皮膚に過敏反応をきたすことが多く，推奨されていない。原則として，いかなる泌尿器科領域の手術においても剃毛または除毛はすべきではない（**EL；Ⅱ，RG；D**）。手術に支障をきたす場合にのみ，手術室において手術直前に必要な範囲のみクリッパー（バリカン）で皮膚を傷つけないように除毛する（**EL；Ⅱ，RG；A**）。

7）術前手洗い

ブラシは必要ないばかりか術者の皮膚を損傷し，細菌の繁殖を促進するので爪の部分以外には使用してはならない。手洗い用の消毒液を使用して手指から前腕までもみ洗いを３分程度施行し，乾燥した後にアルコール消毒薬で擦式消毒をする（**EL；Ⅱ，RG；B**）。

8）術前皮膚消毒

ポビドンヨードよりも２％クロルヘキシジン・アルコールが優れていることが証明されている[18)]。日本では１％クロルヘキシジン・アルコールが使用可能であるが，SSI予防としての有用性については証明されていない。

9）手術時間・出血量

多くの論文により，手術時間と出血量（または輸血の有無）は有意なSSI発生のリスクファクターであることが証明されている。外科医は手術手技の習得に努め，出血量の少ない，手術時間の短い手術をめざすべきであり，この目的のためにはベッセルシーリングシステムや自動縫合器など，止血や縫合のためのツールを導入することも積極的に考慮すべきである（**EL；Ⅳa，RG；B**）。

10）縫合材料・手袋

術野の結紮・縫合においては可能な限り吸収糸を使用し，大血管の結紮など特殊な場合を除いては絹糸の使用は避けるべきである。術中の手術手袋の破損もSSIの有意なリスクファクターであったとの報告もなされており，現在では２～３時間ごとに手術手袋を替えること，２重グローブ（double glove indicator system）を着用することが推奨されている（**EL；Ⅳa，RG；B**）[19)20)]。

11）ドレーン・カテーテル類

肥満患者や感染手術における皮下ドレーン留置は広く一般に行われている手技ではあるが，SSI抑制効果としての有用性を示したRCT（randomized controlled trial）の報告はない。その他，術中および術後管理の目的で腹腔内ドレーン，尿道バルーンカテーテル，中心静脈栄養カテーテル，経鼻胃チューブなど，さまざまなドレーン・カテーテル類が留置されるが，いずれもSSIまたは尿路感染症，肺炎などRIの誘因となる。ドレーン・カテーテル類を使用する際には必ず閉鎖式を用い，可能な限り術後早期に抜去する（**EL；Ⅳa，RG；B**）。

12）術式の選択

腹腔鏡手術は切開創が小さく術後疼痛が軽度であるということだけではなく，実際に腹腔鏡手術は開腹手術に比較してSSI発生率が低いことがさまざまな分野で報告されている。腹腔鏡手術では，手や鉤などによる直接組織の機械的圧迫が回避されることにより多核白血球浸潤やサイトカイン産生が抑制されることも知られている[21)22)]。一方，腹腔鏡手術においても気腹圧による心肺機能低下や臓器血流低下など無視しえない側面もあり，長時間の手術になればなるほどこれらによる影響が大きくなる。そのため，術者の技術力，手術成績（根治性），術中術後のサポート体制，施設環境などを熟慮して，患者の希望や要求を最大限取り入れながらも患者にとって最も安全と考えられる術式を選択していくことが重要である。

5 本ガイドラインの非適応症例について

SSIに対する予防抗菌薬投与の概念は，「元来感染症のない部位の術後感染症を予防する」ということである。術野に一定量以上の細菌が存在するとSSI発生率は高くなり，膿瘍や感染巣に対する手術では術後に感染症が発生または再発する可能性が高い[1]。泌尿器科手術の特徴として，意図的であるなしに関わらず尿路を開放する可能性が高い，または尿路に対して直接内視鏡を挿入して手術を行うことが挙げられる。術前より尿路感染を合併している場合，尿中に存在する細菌により手術部位が汚染され，術後のSSIおよびUTIが高い頻度で発症する。

被膜下前立腺摘除術において，術前に尿道カテーテルを留置された症例では尿路感染を合併している場合，カテーテルが留置されなかった症例よりもSSI発生率が高いと報告されている[23]。また，手術時に細菌尿を合併する症例では，細菌尿と同じ種類の細菌がSSIの原因菌となる可能性が高い[24][25]。経尿道的内視鏡手術においても，術前の尿路感染は有熱性UTIのリスクファクターとなりうる。TURP後の菌血症の発生率やPNL後のSIRS発生率が，術前の尿路感染の有無と関連するとの報告がある[26][27]。TURP施行中に菌血症を合併した症例でも，術前の尿路感染との関連が指摘されている[28]。ESWLにおいても術前の尿路感染は，術後の有熱性UTIのリスクファクターとなる[29]。従って，尿路を開放する手術および経尿道的内視鏡手術では，術前に尿路感染の有無を確認することは極めて重要であり（**EL；Ⅳa，RG；B**），術前に尿路感染を適切に治療したうえで手術を行う必要がある（**EL；Ⅳa，RG；B**）。しかしながら，術前に何日間抗菌薬治療を行えばよいかというエビデンスは少ない[27]。

やむを得ず尿路感染を合併した状態で手術を行う場合には，尿路感染原因菌の抗菌薬感受性を手術前に確認し，その結果に従った抗菌薬を術前より投与する（**EL；Ⅳa，RG；B**）。泌尿器科領域の手術では尿路感染を合併する手術は感染手術として取り扱い，本ガイドラインに従った予防抗菌薬投与の非適応症例となる。たとえば尿から緑膿菌が分離されている症例では，あらかじめ抗緑膿菌抗菌薬により治療を行うべきである。感染症が継続しているにもかかわらず手術を回避できない場合は，抗緑膿菌抗菌薬による治療を術中，術後も継続する。術前に尿路感染が治療され尿が無菌となった場合には本ガイドラインによる予防抗菌薬投与の適応としてよいと考えられるが，そのような症例において術前に感染を認めていなかった低リスク症例とSSI発生率が同等であったというエビデンスは見当たらない。

文献

1) Mangram AJ, Horan TC, Pearson ML, Silver LC, Jarvis WR : Guideline for prevention of surgical site infection, 1999. Hospital Infection Control Practices Advisory Committee. Infect Control Hosp Epidemiol, 20, 250-78, 1999.

2) UTI共同研究会周術期感染予防ガイドライン作成ワーキンググループ：泌尿器科領域における周術期感染予防ガイドライン．日泌尿会誌，97，巻末1-35，2006.

3) Perioperative antibacterial prophylaxis in urology. In:Grabe M, Bjerklund-Johansen TE, Botto H, Wullt B, Çek M, Naber KG, Pickard RS, Tenke P, Wagenlehner F : Guidelines on Urological Infections. Arnhem, The Netherlands, European Association of Urology (EAU) , 78-93, 2011. [http://www.uroweb.org/gls/pdf/15_Urological_Infections.pdf]

4) Wolf JS Jr, Bennett CJ, Dmochowski RR, Hollenbeck BK, Pearle MS, Schaeffer AJ ; Urologic Surgery Antimicrobial Prophylaxis Best Practice Policy Panel : Best practice policy statement on urologic surgery antimicrobial prophylaxis. J Urol, 179, 1379-90, 2008.

5) 和田耕一郎，上原慎也，吉良慎一郎，松本正広，庄　武彦，栗村雄一郎，橋本次朗，上原央久，山根隆史，金丸聰淳，東郷容和，田岡利宜也，高橋　彰，山田祐介，横溝　晃，安田　満，田中一志，濱砂良一，高橋　聡，速見浩士，渡邉豊彦，門田晃一，清田　浩，出口　隆，内藤誠二，塚本泰司，荒川創一，藤澤正人，山本新吾，公文裕巳，松本哲朗（UTI共同研究会）：「泌尿器科領域における周術期感染予防ガイドライン」に関する多施設共同研究．日泌尿会誌，104，505-12，2013.

6) Togo Y, Tanaka S, Kanematsu A, Ogawa O, Miyazato M, Saito H, Arai Y, Hoshi A, Terachi T, Fukui K, Kinoshita H, Matsuda T, Yamashita M, Kakehi Y, Tsuchihashi K, Sasaki M, Ishitoya S, Onishi H, Takahashi A, Ogura K, Mishina M, Okuno H, Oida T, Horii Y, Hamada A, Okasyo K, Okumura K, Iwamura H, Nishimura K, Manabe Y, Hashimura T, Horikoshi M, Mishima T, Okada T, Sumiyoshi T, Kawakita M, Kanamaru S, Ito N, Aoki D, Kawaguchi R, Yamada Y, Kokura K, Nagai J, Kondoh N, Kajio K, Yoshimoto T, Yamamoto S : Antimicrobial prophylaxis to prevent perioperative infection in urological surgery : a multicenter study. J Infect Chemother, 19, 1093-101, 2013.
7) Ho VP, Barie PS, Stein SL, Trencheva K, Milsom JW, Lee SW, Sonoda T : Antibiotic regimen and the timing of prophylaxis are important for reducing surgical site infection after elective abdominal colorectal surgery. Surg Infect (Larchmt), 12, 255-60, 2011.
8) Koch CG, Li L, Hixson E, Tang A, Gordon S, Longworth D, Phillips S, Blackstone E, Henderson JM : Is it time to refine? An exploration and simulation of optimal antibiotic timing in general surgery. J Am Coll Surg, 217, 628-35, 2013.
9) McDonald M, Grabsch E, Marshall C, Forbes A : Single-versus multiple-dose antimicrobial prophylaxis for major surgery : a systematic review. Aust N Z J Surg, 68, 388-96, 1998.
10) Terai A, Ichioka K, Kohei N, Ueda N, Utsunomiya N, Inoue K : Antibiotic prophylaxis in radical prostatectomy : 1-day versus 4-day treatments. Int J Urol, 13, 1488-93, 2006.
11) Sakura M, Kawakami S, Yoshida S, Masuda H, Kobayashi T, Kihara K : Prospective comparative study of single dose versus 3-day administration of antimicrobial prophylaxis in minimum incision endoscopic radical prostatectomy. Int J Urol, 15, 328-31, 2008.
12) Berry A, Barratt A : Prophylactic antibiotic use in transurethral prostatic resection : a meta-analysis. J Urol, 167, 571-7, 2002.
13) Ahyai SA, Gilling P, Kaplan SA, Kuntz RM, Madersbacher S, Montorsi F, Speakman MJ, Stief CG : Meta-analysis of functional outcomes and complications following transurethral procedures for lower urinary tract symptoms resulting from benign prostatic enlargement. Eur Urol, 58, 384-97, 2010.
14) Taylor EW, Byrne DJ, Leaper DJ, Karran SJ, Browne MK, Mitchell KJ : Antibiotic prophylaxis and open groin hernia repair. World J Surg, 21, 811-4, 1997.
15) Yoshida S, Masuda H, Yokoyama M, Kobayashi T, Kawakami S, Kihara K : Absence of prophylactic antibiotics in minimum incision endoscopic urological surgery (MEUS) of adrenal and renal tumors. Int J Urol, 14, 384-7, 2007.
16) Hara N, Kitamura Y, Saito T, Komatsubara S, Nishiyama T, Takahashi K : Perioperative antibiotics in radical cystectomy with ileal conduit urinary diversion : efficacy and risk of antimicrobial prophylaxis on the operation day alone. Int J Urol, 15, 5 11-5, 2008.
17) Alexander JW, Solomkin JS, Edwards MJ : Updated recommendations for control of surgical site infections. Ann Surg, 253, 1082-93, 2011.
18) Darouiche RO, Wall MJ Jr, Itani KM, Otterson MF, Webb AL, Carrick MM, Miller HJ, Awad SS, Crosby CT, Mosier MC, Alsharif A, Berger DH : Chlorhexidine-Alcohol versus Povidone-Iodine for Surgical-Site Antisepsis. N Engl J Med, 362, 18-26, 2010.
19) Misteli H, Weber WP, Reck S, Rosenthal R, Zwahlen M, Fueglistaler P, Bolli MK, Oertli D, Widmer AF, Marti WR : Surgical glove perforation and the risk of surgical site infection. Arch Surg, 144, 553-8, 2009.
20) Tanner J, Parkinson H : Double gloving to reduce surgical cross-infection. Cochrane Database Syst Rev, 3, CD003087, 2006.
21) Novitsky YW, Litwin DE, Callery MP : The net immunologic advantage of laparoscopic surgery. Surg Endosc, 18, 1411-9, 2004.
22) Hegarty N, Dasgupta P : Immunological aspects of minimally invasive oncologic surgery. Curr Opin Urol, 18, 129-33, 2008.
23) Richter S, Lang R, Zur F, Nissenkorn I : Infected urine as a risk factor for postprostatectomy wound infection. Infect Control Hosp Epidemiol, 12, 147-9, 1991.
24) Matsukawa M, Kunishima Y, Takahashi S, Takeyama K, Tsukamoto T : Staphylococcus aureus bacteriuria and surgical site infections by methicillin-resistant Staphylococcus aureus. Int J Antimicrob Agents, 17, 327-329, 2001.
25) Hamasuna R, Betsunoh H, Sueyoshi T, Yakushiji K, Tsukino H, Nagano M, Takehara T, Osada Y : Bacteria of preoperative urinary tract infections contaminate the surgical fields and develop surgical site infections in urological operations. Int J Urol, 11, 941-7, 2004.

26) Vivien A, Lazard T, Rauss A, Laisné MJ, Bonnet F : Infection after transurethral resection of the prostate : variation among centers and correlation with a long-lasting surgical procedure. Association pour la Recherche en Anesthésie-Réanimation. Eur Urol, 33, 365-9, 1998.
27) Mariappan P, Smith G, Moussa SA, Tolley DA : One week of ciprofloxacin before percutaneous nephrolithotomy significantly reduces upper tract infection and urosepsis : a prospective controlled study. BJU Int, 98, 1075-9, 2006.
28) Yamamoto H, Omote K, Sonoda H, Namiki A : A case of sepsis that developed during transurethral resection of the prostate. J Anesth, 16, 242-4, 2002.
29) Rao PN, Dube DA, Weightman NC, Oppenheim BA, Morris J : Prediction of septicemia following endourological manipulation for stones in the upper urinary tract. J Urol, 146, 955-60, 1991.

各論

1 開腹手術／腹腔鏡手術

1-1 開腹手術

Executive summary

- ☑ 清潔手術の予防抗菌薬投与法として，第１世代セファロスポリン系，BLI配合ペニシリン系抗菌薬の単回投与を推奨する（EL；Ⅳa，RG；B）。
- ☑ 準清潔手術の予防抗菌薬投与法として，第１・２世代セファロスポリン系，BLI配合ペニシリン系抗菌薬の単回，もしくは24時間以内の投与を推奨する（EL；Ⅳa，RG；B）。
- ☑ 汚染手術（消化管利用手術）の予防抗菌薬投与法として，第２世代セファロスポリン系，セファマイシン系，BLI配合ペニシリン系抗菌薬の48時間以内の投与を推奨する（EL；Ⅳa，RG；B）。
- ☑ 術前のneoadjuvant chemotherapy（NAC）はSSI発生率を上昇させない（EL；Ⅲ，RG；B）。
- ☑ 消化管利用手術前の腸管処置において，polyethylene glycol electrolyte（PEG）を代表とする術前の腸管処置は省いてもよい（EL；Ⅰ，RG；A）。
- ☑ 尿路変向（再建）術後の尿管ステント抜去時には，有熱性UTIを予防するために，抜去直前に抗菌薬を単回投与することが有効である（EL；Ⅲ，RG；B）。

1 開腹手術の特性

泌尿器科領域の開腹手術では，術中に尿路の開放を伴わない腎・副腎摘除術などと，術中に尿路の開放を伴う腎部分切除術，腎尿管摘除術，根治的前立腺摘除術などに大きく分けられる。また，回腸などの腸管を利用して尿路変向（再建）術を同時に行う膀胱全摘除術を含む。従来は，尿路の開放を伴う手術は準清潔手術として扱う[1]ことが基本であるが，最近のいくつかの検討では，清潔手術への対応と明確に区別する必要がないとの結果もみられている[2][3]。ただし，手術創が曝露される尿路に感染がないことが前提である。

2 SSI発生率

従来のJUAガイドライン2006[1]を遵守した場合のSSI発生率は，開腹手術全体（腎・副腎摘除術，腎尿管摘除術，根治的前立腺摘除術）において3.8％，特に根治的前立腺摘除術では1.7％のSSI発生率であった[2]。また，別の報告で予防抗菌薬を術中単回投与として行った場合の開腹手術のSSI発生率は，腎・副腎摘除術で３％，腎部分切除術で０％，腎尿管摘除術で１％，根治的前立腺摘除術で４％であった[3]。さらに，予防抗菌薬非投与による泌尿器腹腔鏡下小切開（ミニマム創内視鏡下）手術で，清潔手術（腎・副腎摘除術，腎部分切除術）のSSI発生率は2.9％であった[4]。

鼠径部と陰嚢部の手術は泌尿器科に特徴的であるが，そのSSI発生率に関する報告は多くない。外陰部手術のSSI発生率は，手術当日のみの予防抗菌薬投与で2.8％[5]，術中の単回投与で０％[6]または3.5％（陰嚢部が1.6％，鼠径部が6.5％）[7]と報告されており，他の陰嚢部を主とする検討では3.6％と報告されている。

膀胱全摘除術のほとんどは消化管利用手術であること，根治術前に経尿道的手術を施行し尿道カテーテルを留置することなどからすでに尿路感染を有している場合が多く，SSI発生率も泌尿器科領域の他の手術と比較して２～33％と圧倒的に高いと報告[5)8)-14]されている。

3 尿路の開放を伴う手術（従来の準清潔手術に分類される手術）

根治的前立腺摘除術では，単回投与，もしくは24時間以内の投与をした場合[15)-17]でも，それよりも長く投与した場合と比較してSSI発生率が高くなることはない。すなわち，より長期間の予防抗菌薬は，単回投与（もしくは24時間以内の投与）と比較してSSI発生率を低下させることはない。腎部分切除術と腎尿管摘除術においても同様の結果が報告[3]されている。従って，術前に尿路感染を認めなければ，尿路の開放を伴う手術においても清潔手術と異なる対応は不要である（**EL；Ⅲ，RG；B**）。

4 予防抗菌薬の投与法（表５）

１）尿路の開放を伴わない上腹部手術：腎・副腎摘除術，腎部分切除術（清潔手術）

尿路の開放を伴わない場合には，標的とする主な細菌は黄色ブドウ球菌などグラム陽性球菌であり，従来の周術期感染予防ガイドライン[1]と同様に第１世代セファロスポリン系，BLI配合ペニシリン系抗菌薬の単回投与を推奨する（**EL；Ⅳa，RG；B**）。泌尿器腹腔鏡下小切開（ミニマム創内視鏡下）手術においては，予防抗菌薬の投与が不要との考えもあるが[4]（**EL；Ⅳa，RG；C2**），適切な症例選択が必要である。従来，腎部分切除術は時に尿路が開放されるため準清潔手術に分類すべきと考えられていたが，SSI発生率は一般の清潔手術と同等であることより，現在では尿路感染を認めなければ清潔手術と同様の対応で十分とされている[3]。

２）尿路の開放を伴わない鼠径部，陰嚢部の手術（清潔手術）

標的とする主な細菌は，黄色ブドウ球菌などグラム陽性球菌と一部のグラム陰性桿菌で

表5．開腹手術における予防抗菌薬

手術分類	主な手術名	抗菌薬	投与期間
清潔手術	腎・副腎摘除術 腎部分切除術 後腹膜リンパ節郭清 鼠径・陰嚢部の手術	第1世代セファロスポリン系 BLI配合ペニシリン系*	単回
準清潔手術	腎尿管摘除術 根治的前立腺摘除術 膀胱尿管新吻合術 膀胱全摘除術（尿管皮膚瘻）	第1・2世代セファロスポリン系 BLI配合ペニシリン系*	単回 または 24時間以内
汚染手術 （消化管利用手術）	膀胱全摘除術（回腸導管，代用膀胱） 膀胱拡大術	第2世代セファロスポリン系 セファマイシン系 BLI配合ペニシリン系	48時間以内

＊：ピペラシリン/タゾバクタム（PIPC/TAZ）は除く

あり，従来の周術期感染予防ガイドライン[1)]と同様に第１世代セファロスポリン系，BLI配合ペニシリン系抗菌薬の単回投与を推奨する（**EL；Ⅳa，RG；B**）。

３）尿路の開放を伴う手術：腎尿管摘除術，根治的前立腺摘除術

尿路に感染がないという前提であれば，尿路の開放を伴う準清潔手術においても，尿路の開放を伴わない清潔手術と同様の予防抗菌薬を適用してよい。標的とする主な細菌は黄色ブドウ球菌，大腸菌を主とするグラム陰性桿菌である。予防抗菌薬投与法としては，第１・２世代セファロスポリン系，BLI配合ペニシリン系抗菌薬の単回，もしくは24時間以内の投与を推奨する（**EL；Ⅳa，RG；B**）。

４）消化管利用手術：膀胱全摘除術など

前述したように膀胱全摘除術のSSI発生率は高いことから，予防抗菌薬投与のみではSSI発生を完全には予防することはできない。周術期の適切な管理も重要である。

標的とする主な細菌は，黄色ブドウ球菌・腸球菌などのグラム陽性球菌と腸内細菌科のグラム陰性桿菌である。予防抗菌薬投与法としては，第２世代セファロスポリン系，セファマイシン系，BLI配合ペニシリン系抗菌薬を推奨する。消化管利用手術では嫌気性菌が術後感染の原因菌となる可能性があることが報告されており[18)]，高リスク症例においては有効性が示されているピペラシリン/タゾバクタム（PIPC/TAZ）を使用することも考慮する[9)12)]。長期投与による菌交代現象を防ぐためにも48時間以内の投与を推奨する（**EL；Ⅳa，RG；B**）。単回，もしくは24時間以内の投与においてもSSI発生率が高くならないとの報告もある[10)]（**EL；Ⅳa，RG；B**）。

症例によってはneoadjuvant chemotherapy（NAC）を行いその後に手術を行う場合があるが，NACはSSI発生率を上昇させないと報告されている[19)]（**EL；Ⅲ，RG；B**）。

５）消化管利用手術：膀胱全摘除術時の感染予防対策

手術前の消化管処置として，mechanical bowel preparation（MBP）とantimicrobial bowel preparation（ABP）が挙げられる。最近のシステマティックレビュー[20)21)]では，大腸直腸手術前のMBPを行わない場合でも，行った場合と比較してSSIを含めた術後の合併症頻度を増加させないと結論付けている。従って，polyethylene glycol electrolyte（PEG）を代表とする術前の消化管処置は省いてもよい（**EL；Ⅰ，RG；A**）。

尿路変向（再建）術時には，尿管回腸吻合部保護のために尿管ステントを留置し，おおむね術後１～２週間程度で抜去することが多い。ステント抜去直後には，尿流停滞と細菌感染により，少なからず有熱性UTIを認める。この有熱性UTIを予防するために，抜去直前に抗菌薬を単回投与することが有効と報告されている[22)]（**EL；Ⅲ，RG；B**）。

文献

1）UTI共同研究会周術期感染予防ガイドライン作成ワーキンググループ：泌尿器科領域における周術期感染予防ガイドライン．日泌尿会誌，97，巻末1-35，2006.

2）和田耕一郎，上原慎也，吉良慎一郎，松本正広，庄　武彦，栗村雄一郎，橋本次朗，上原央久，山根隆史，金丸聰淳，東郷容和，田岡利宜也，高橋　彰，山田祐介，横溝　晃，安田　満，田中一志，濱砂良一，高橋　聡，速見浩士，渡邉豊彦，門田晃一，清田　浩，出口　隆，内藤誠二，塚本泰司，荒川創一，藤澤正人，山本新吾，公文裕巳，松本哲朗：「泌尿器科領域における周術期感染予防ガイドライン」に関する多施設共同研究．日泌尿会誌，104，505-12，2013.

3）Togo Y, Tanaka S, Kanematsu A, Ogawa O, Miyazato M, Saito H, Arai Y, Hoshi A, Terachi T, Fukui K, Kinoshita H, Matsuda T, Yamashita M, Kakehi Y, Tsuchihashi K, Sasaki M, Ishitoya S, Onishi H, Takahashi A, Ogura K, Mishina M, Okuno H, Oida T, Horii Y, Hamada A, Okasyo K, Okumura K, Iwamura H, Nishimura K, Manabe Y, Hashimura T, Horikoshi M, Mishima T, Okada T, Sumiyoshi T, Kawakita M, Kanamaru S, Ito N, Aoki D, Kawaguchi R, Yamada Y, Kokura K, Nagai J, Kondoh N, Kajio K, Yoshimoto T, Yamamoto S: Antimicrobial prophylaxis to prevent perioperative infection in urological surgery : a

multicenter study. J Infect Chemother, 19, 1093-101,2013.
4) Kijima T, Masuda H, Yoshida S, Tatokoro M, Yokoyama M, Numao N, Saito K, Koga F, Fujii Y, Kihara K : Antimicrobial prophylaxis is not necessary in clean category minimally invasive surgery for renal and adrenal tumors : a prospective study of 373 consecutive patients. Urology, 80, 570-5, 2012.
5) 山本新吾，国島康晴，金丸聡淳，伊藤哲之，木下秀文，賀本敏行，小川　修，荒井陽一，奥村和弘，寺地敏郎，諸井誠司，岡田裕作，西尾恭規，金丸洋史，乾　政志，浅妻　顕，金谷　勳，佐々木美晴，西川信之，飛田収一，野々村光生，寺井章人，小倉啓司，光森健二，西村一男，大西裕之，堀井泰樹，山崎俊成：泌尿器科領域における周術期感染症阻止薬適正使用に関する多施設共同研究．泌尿紀要，50，673-83，2004.
6) 山本新吾，三井要造，上田康生，鈴木　透，樋口喜英，邱　君，丸山琢雄，近藤宣幸，野島道生，竹末芳生，島　博基：泌尿器科領域における周術期感染症阻止薬術前単回投与の検討．泌尿紀要，54，587-91，2008.
7) Uehara T, Takahashi S, Ichihara K, Hiyama Y, Hashimoto J, Kurimura Y, Masumori N : Surgical site infection of scrotal and inguinal lesions after urologic surgery. J Infect Chemother, 20, 186-9, 2014.
8) 古家琢也，山本勇人，岡本亜希子，今井　篤，岩渕郁哉，米山高弘，橋本安弘，百瀬昭志，神村典孝，大山　力：根治的膀胱摘除術における手術部位感染の危険因子に関する検討―吸収糸による皮膚埋没縫合の有用性―．泌尿紀要，55，75-8，2009.
9) Tanaka K, Arakawa S, Miura T, Shigemura K, Nakano Y, Takahashi S, Tsukamoto T, Matsumoto T, Fujisawa M : Analysis of isolated bacteria and short-term antimicrobial prophylaxis with tazobactam-piperacillin (1:4 ratio) for prevention of postoperative infections after radical cystectomy. J Infect Chemother, 18, 175-9, 2012.
10) Hara N, Kitamura Y, Saito T, Komatsubara S, Nishiyama T, Takahashi K : Perioperative antibiotics in radical cystectomy with ileal conduit urinary diversion : efficacy and risk of antimicrobial prophylaxis on the operation day alone. Int J Urol, 15, 511-5, 2008.
11) Kyoda Y, Takahashi S, Takeyama K, Masumori N, Tsukamoto T : Decrease in incidence of surgical site infections in contemporary series of patients with radical cystectomy. J Infect Chemother, 16, 118-22, 2010.
12) Shigemura K, Tanaka K, Matsumoto M, Nakano Y, Shirakawa T, Miyata M, Yamashita M, Arakawa S, Fujisawa M : Post-operative infection and prophylactic antibiotic administration after radical cystectomy with orthotopic neobladder urinary diversion. J Infect Chemother, 18, 479-84, 2012.
13) Gondo T, Ohno Y, Nakashima J, Hashimoto T, Takizawa I, Tanaka A, Shimodaira K, Satake N, Takeuchi H, Nakagami Y, Ohori M, Tachibana M : Factors predicting incisional surgical site infection in patients undergoing open radical cystectomy for bladder cancer. Int J Clin Oncol, 19, 935-9, 2014
14) Takeyama K, Matsukawa M, Kunishima Y, Takahashi S, Hotta H, Nishiyama N, Tsukamoto T : Incidence of and risk factors for surgical site infection in patients with radical cystectomy with urinary diversion. J Infect Chemother, 11, 177-81, 2005.
15) Terai A, Ichioka K, Kohei N, Ueda N, Utsunomiya N, Inoue K : Antibiotic prophylaxis in radical prostatectomy : 1-day versus 4-day treatments. Int J Urol, 13, 1488-93, 2006.
16) Takeyama K, Takahashi S, Maeda T, Mutoh M, Kunishima Y, Matsukawa M, Takagi Y : Comparison of 1-day, 2-day, and 3-day administration of antimicrobial prophylaxis in radical prostatectomy. J Infect Chemother, 13, 320-3, 2007.
17) Higuchi Y, Takesue Y, Yamada Y, Ueda Y, Suzuki T, Aihara K, Maruyama T, Kondoh N, Nojima M, Yamamoto S : A single-dose regimen for antimicrobial prophylaxis to prevent perioperative infection in urological clean and clean-contaminated surgery. J Infect Chemother, 17, 219-23, 2011.
18) Hiyama Y, Takahashi S, Uehara T, Hashimoto J, Kurimura Y, Tanaka T, Masumori N, Tsukamoto T : Significance of anaerobic bacteria in postoperative infection after radical cystectomy and urinary diversion or reconstruction. J Infect Chemother, 19, 867-70, 2013.
19) Johnson DC, Nielsen ME, Matthews J, Woods ME, Wallen EM, Pruthi RS, Milowsky MI, Smith AB : Neoadjuvant chemotherapy for bladder cancer does not increase risk of perioperative morbidity. BJU Int, 114, 221-8, 2014.
20) Güenaga KF, Matos D, Wille-Jørgensen P : Mechanical bowel preparation for elective colorectal surgery. Cochrane Database of Syst Rev, Issue 9, CD001544, 2011.
21) Cao F, Li J, Li F : Mechanical bowel preparation for elective colorectal surgery : updated systematic review and meta-analysis. Int J Colorectal Dis, 27, 803-10, 2012.
22) Hashimoto J, Takahashi S, Kurimura Y, Takeyama K, Kunishima Y, Tsukamoto T : Clinical relevance of single administration of prophylactic antimicrobial agents against febrile evnets after removal of ureteral stents for patients with urinary diversion or reconstruction. Int J Urol, 17, 163-6, 2010.

1-2 腹腔鏡手術

Executive summary

- ☑ 清潔手術における予防抗菌薬の選択は，第１世代セファロスポリン系，BLI配合ペニシリン系抗菌薬の単回投与を推奨する（EL；Ⅳa，RG；B）。
- ☑ 準清潔手術における予防抗菌薬の選択は，第１・２世代セファロスポリン系，BLI配合ペニシリン系抗菌薬の単回，もしくは24時間以内の投与を推奨する（EL；Ⅳa，RG；B）。

1 開腹手術との比較

泌尿器科領域での腹腔鏡手術は，近年急速に普及しており開腹手術を凌駕しつつある。更に2012年には，前立腺癌に対するロボット支援腹腔鏡下根治的前立腺摘除術が保険適応となり，今後ロボット手術を含む腹腔鏡手術がますます普及すると予測される。従来，腹腔鏡手術における周術期感染予防に関する知見は少なく，開腹手術に準じた運用がなされてきたが，近年の腹腔鏡手術の普及に伴い新たな知見が積み重ねられている。

一般に，腹腔鏡手術は開腹手術と比べ低侵襲であるとされ，腹腔鏡手術の創は開腹手術と比べ小さい。泌尿器腹腔鏡手術ガイドラインによれば，手術時間は腹腔鏡手術で長いとの報告が多いものの，出血量，食事開始までの期間，歩行までの期間，入院期間，術後鎮痛薬使用量については，腹腔鏡手術が開腹手術よりも優れているとされており[1]，総じて腹腔鏡手術のほうが低侵襲であると考えられている。

創が小さく侵襲が少ない腹腔鏡手術のほうが周術期感染は少ないと予測されるが，泌尿器科領域においては開腹手術と腹腔鏡手術を無作為に比較した報告はほとんどない。多施設共同研究で泌尿器科領域の周術期感染症を前向きに検討したTogoらの報告[2]では，腎・副腎摘除術（開腹/腹腔鏡）では，それぞれSSI ２%/０%，RI ５%/２%，UTI １%/１%，腎部分切除術では，SSI ０%/２%，RI ５%/３%，UTI ３%/３%，根治的前立腺摘除術では，SSI ４%/３%，RI ３%/２%，UTI １%/４%であった。元々の周術期感染症の発生頻度は高くなく，両者で大きな差は認めていない。また，Fahlenkampらの腹腔鏡手術における報告[3]ではSSI発生率は0.8%，Souliéらの報告[4]では0.6%であった。これらの結果から考えると，泌尿器科領域における周術期感染症に関し，２者間に大きな差はないと考えられる。

また，ロボット支援腹腔鏡下根治的前立腺摘除術と開腹手術を単施設で後ろ向きに比較したTollefsonらの報告[5]では，SSI発生率はロボット手術で0.6%，開腹手術で4.5%であり，ロボット手術で有意にSSI発生率が低かったとしている。

2 周術期管理

腹腔鏡手術においても基本的な術前，術後管理は開腹手術と同様である。手術一般に共通する周術期管理に加え，泌尿器科領域に特有の尿路が開放されるような手術では術前の尿路感染症の有無を検索し，感染を認め治療効果が期待できる症例では術前から尿培養感受性試験の結果に従った抗菌薬治療を行う。

3 予防抗菌薬の必要性・投与法（表6）

一般に予防抗菌薬を検討する際には，まず

表6．腹腔鏡手術における予防抗菌薬

手術分類	主な手術名	抗菌薬	投与期間
清潔手術	腹腔鏡下腎・副腎摘除術 腹腔鏡下腎部分切除術 腹腔鏡下精巣摘除術 腹腔鏡下精巣静脈結紮術	第1世代セファロスポリン系 BLI配合ペニシリン系*	投与なし または 単回
準清潔手術	腹腔鏡下腎盂形成術 腹腔鏡下腎尿管摘除術 腹腔鏡下根治的前立腺摘除術	第1・2世代セファロスポリン系 BLI配合ペニシリン系*	単回 または 24時間以内

＊：ピペラシリン/タゾバクタム（PIPC/TAZ）は除く

CDCの手術部位感染対策ガイドライン[6]の創汚染度を用いて術式を分類し，それに応じた抗菌薬を使用する。CDCガイドラインでは創汚染度により手術を４つのカテゴリーに分類するが，泌尿器科腹腔鏡手術の領域は主に尿路を開放しない清潔手術と尿路開放を伴う準清潔手術に該当する。2012年より腹腔鏡下膀胱全摘除術が保険適応となり，近年その実施症例が増加している。消化管を利用した尿路変向術（汚染手術）を行う場合，膀胱を摘出するまでは腹腔鏡下に行うが，尿路変向を行う際に下腹部を切開して開腹手術下に行う施設が多く，エビデンスが蓄積していない現状では開腹手術に準じるのが妥当であろう。

従来，泌尿器科腹腔鏡手術における予防抗菌薬に関する検討は世界的に非常に少ない状況であったが，JUAガイドライン2006[7]が刊行されて以後，本邦を中心に多くのデータが蓄積されてきている。JUAガイドライン2006を評価する目的で行われた和田らの報告[8]では，このガイドラインに準じて予防抗菌薬投与を行った症例のSSI，RIについて検討している。検討症例数は少ないが，代表的な清潔手術である腹腔鏡下腎摘除術および腹腔鏡下副腎摘除術では，それぞれSSI 3.4％，3.7％，RI ０％，3.7％であった。代表的な準清潔手術である腹腔鏡下根治的前立腺摘除術では，SSI 9.5％，RI 4.8％であった。また，既述したTogoらの報告[2]では，清潔および準清潔手術における開腹および腹腔鏡手術の抗菌薬を「投与なし」，または「単回投与」とし，周術期感染症をSSI，RI，UTIに分類し検討している。尿路を開放しない腹腔鏡下腎・副腎摘除術では，第１世代セファロスポリン系，ペニシリン系，BLI配合ペニシリン系抗菌薬を「投与なし」または「単回投与」した結果，SSI ０％，RI ２％，UTI １％であった。腹腔鏡下根治的前立腺摘除術では，第１・２世代セファロスポリン系，BLI配合ペニシリン系抗菌薬を単回投与した結果，SSI ３％，RI ２％，UTI ４％であった。泌尿器科領域の腹腔鏡手術に着目したGeorgeらの後ろ向き研究[9]では，予防抗菌薬をAUAガイドライン[10]に準じて24時間以内としてSSI発生率を検討したところ，腹腔鏡下腎摘除術および腹腔鏡下副腎摘除術ではそれぞれ6.8％，2.1％であった。

これらの知見を踏まえて予防抗菌薬の種類，投与期間および投与方法を検討した場合，開腹手術と同様に，清潔手術では第１世代セファロスポリン系，BLI配合ペニシリン系抗菌薬の単回投与，準清潔手術では第１・２世代セファロスポリン系，BLI配合ペニシリン系抗菌薬を単回もしくは24時間以内で投与することで十分な効果が期待できる（**EL；Ⅳa，RG；B**）。

文献

1) 日本Endourology・ESWL学会：泌尿器腹腔鏡手術ガイドライン．Jpn Endourol ESWL，21，1-70，2008.
2) Togo Y, Tanaka S, Kanematsu A, Ogawa O, Miyazato M, Saito H, Arai Y Hoshi A, Terachi T, Fukui K, Kinoshita H, Matsuda T, Yamashita M, Kakehi Y, Tsuchihashi K, Sasaki M, Ishitoya S, Onishi H, Takahashi A, Ogura K, Mishina M, Okuno H, Oida T, Horii Y, Hamada A, Okasyo K, Okumura K, Iwamura H, Nishimura K, Manabe Y, Hashimura T, Horikoshi M, Mishima T, Okada T, Sumiyoshi T, Kawakita M, Kanamaru S, Ito N, Aoki D, Kawaguchi R, Yamada Y, Kokura K, Nagai J, Kondoh N, Kajio K, Yoshimoto T, Yamamoto S : Antimicrobial prophylaxis to prevent perioperative infection in urological surgery : a multicenter study. J Infect Chemother, 19, 1093-101, 2013.
3) Fahlenkamp D, Rassweiler J, Fornara P, Frede T, Loening SA : Complications of laparoscopic procedures in urology : experience with 2,407 procedures at 4 German centers. J Urol, 162, 765-70, 1999.
4) Soulié M, Salomon L, Seguin P, Mervant C, Mouly P, Hoznek A, Antiphon P, Plante P, Abbou CC : Multi-institutional study of complications in 1085 laparoscopic urologic procedures. Urology, 58, 899-903, 2001.
5) Tollefson MK, Frank I, Gettman MT : Robotic-assisted radical prostatectomy decreases the incidence and morbidity of surgical site infections. Urology, 78, 827-31, 2011.
6) Mangram AJ, Horan TC, Pearson ML, Silver LC, Jarvis WR : Guideline for prevention of surgical site infection, 1999. Hospital Infection Control Practices Advisory Committee. Infect Control Hosp Epidemiol, 20, 250-78, 1999.
7) UTI共同研究会周術期感染予防ガイドライン作成ワーキンググループ：泌尿器科領域における周術期感染予防ガイドライン．日泌尿会誌，97，巻末1-35，2006.
8) 和田耕一郎，上原慎也，吉良慎一郎，松本正広，庄　武彦，栗村雄一郎，橋本次朗，上原央久，山根隆史，金丸聰淳，東郷容和，田岡利宜也，高橋　彰，山田祐介，横溝　晃，安田　満，田中一志，濱砂良一，高橋　聡，速見浩士，渡邉豊彦，門田晃一，清田　浩，出口　隆，内藤誠二，塚本泰司，荒川創一，藤澤正人，山本新吾，公文裕巳，松本哲朗：「泌尿器科領域における周術期感染予防ガイドライン」に関する多施設共同研究．日泌尿会誌，104，505-12，2013.
9) George AK, Srinvasan AK, Cho J, Sadek MA, Kavoussi LR : Surgical site infection rates following laparoscopic urological procedures. J Urol, 185, 1289-93, 2011.
10) Wolf JS Jr, Bennett CJ, Dmochowski RR, Hollenbeck BK, Pearle MS, Schaeffer AJ : Urologic Surgery Antimicrobial Prophylaxis Best Practice Policy Panel : Best practice policy statement on urologic surgery antimicrobial prophylaxis. J Urol, 179, 1379-90, 2008.

1-3 小児手術

Executive summary

☑ 小児泌尿器科領域の手術において，予防抗菌薬投与は必要である（EL；Ⅳb，RG；C1）。

☑ 小児では体重kgあたりで抗菌薬投与量（ただし成人用量の上限を超えない）を決定する（EL；Ⅵ，RG；B）。

☑ 尿路を開放しない手術では，第１・２世代セファロスポリン系抗菌薬を術当日のみ投与する（EL；Ⅳb，RG；C1）。経口抗菌薬の追加投与は推奨されない（EL；Ⅳb，RG；C2）。

☑ 尿路を開放する手術では，第１・２世代セファロスポリン系，BLI配合ペニシリン系抗菌薬を72時間以内で投与する（EL；Ⅳb，RG；C1）。

☑ 形成手術ではセファロスポリン系経口抗菌薬の７日間追加投与をオプションとして推奨する（EL；Ⅳb，RG；C1）。

1 小児泌尿器科手術の特性

本領域では形成術が必要となる疾患が多いため選択される術式も様々で，特に尿路を開放する手術では留置するステントの種類，留置期間により施設間での違いが大きく，標準術式に対する一定の予防抗菌薬投与法を定めることは困難である。実臨床では症例ごとに検討する必要がある。AUA[1]やEAU[2]は成人の周術期予防抗菌薬投与に関するガイドラインを公開しているが，小児泌尿器科領域についての記載はない。また，現在まで小児泌尿器科領域の予防抗菌薬の有用性を検証するRCTは報告されていない。そのため，本領域は各施設で経験に基づいた投与法が行われているのが現状である。JUAガイドライン2006作成時には，小児泌尿器科手術が多数行われている全国の25施設にアンケート調査を行い[3]，専門家の意見を基にガイドラインをまとめた。2010年にはその妥当性を検証する目的で59施設に対象を拡大し，検討を行っている[4]。

2 小児・新生児への抗菌薬投与の注意点

新生児では血漿蛋白量が少ない，細胞外液の割合が大きい，肝臓の酵素システムが低下している，腎機能が低下しているなどの理由で，βラクタム系抗菌薬の血中最高濃度値は低く，半減期は長くなるという特徴がある。小児では体重kgあたりで投与量（ただし成人用量の上限を超えない）を決定すればよいが，新生児では１回投与量は変更せず，投与回数で調整する必要がある（EL；Ⅵ，RG；B）[5]。

3 周術期における管理

術前：入院時に麻酔や手術の妨げとなる有熱性UTIが存在しないことを確認する（EL；Ⅰ，RG；A）。小児泌尿器科疾患に対する手術の多くは予定手術であり，術後に全身感染症の増悪を引き起こす可能性のある患児については手術を延期する。尿路を開放する手術の術前に尿路感染を認める場合は術前に抗菌薬投与を行い，尿路感染の治癒を確認して手術を行う（EL；Ⅱ，RG；B）。術前よりカテーテルが留置されているため治癒が困難な症例では，手術1～2日前から抗菌薬投与を開始する（**EL；Ⅵ，RG；C1**）[6]。

術中：抗菌薬の投与方法は成人のそれに準じて行われるが，新生児の場合は追加投与時間を延長させる必要がある（**EL；Ⅳb，RG；B**）[7]。

術後：尿道カテーテル，膀胱瘻，尿管カテーテル，腎瘻やドレーンは可能な限り早期抜去に努める（**EL；Ⅵ，RG；C1**）[6]。また，術後のカテーテル留置期間が長期に及ぶ患児に対しては，感染予防を目的とした経口抗菌薬の長期投与は控える（**EL；Ⅳb，RG；C2**）[8)9]。

4 予防抗菌薬の必要性・投与法（表7）

2010年に実施されたアンケート調査によると，JUAガイドライン2006の遵守率は，尿路を開放しない手術82.8％，内視鏡手術76.2％，尿路を開放する手術64.3％，腹腔鏡手術80％であり，その状況下でのSSI発生率5％以下の施設が9割以上を占めていた[4]。現状においてこれらの施設では，ほぼ良好なSSIのコントロールが得られていると考えられる。成人における同様の術式では予防抗菌薬投与が推奨されているが（**EL；Ⅰ，RG；A**）[1)2]，小児手術においても予防抗菌薬投与のコンセンサスが本邦である程度得られていることより，RCTなどに裏付けされた明確なエビデンスはないものの，現時点で小児泌尿器科手術の予防抗菌薬投与は必要と考える（**EL；Ⅳb，RG；C1**）。

術後の周術期感染を引き起こす原因菌のほとんどが耐性菌である。過去の尿路感染症治療に用いた広域スペクトラムをもつ抗菌薬や低用量長期間の予防抗菌薬投与が耐性菌を誘導すると考えられるため，通常の抗菌薬の適正使用が感染防止の鍵となる[8)9]。一方，周術期感染が発生した場合には，治療薬として広域スペクトラムをもつ抗菌薬をempiricに十分量投与する必要がある。

1）尿路を開放しない手術（停留精巣・精索捻転・精索静脈瘤・陰嚢水腫・包茎などの根治術）

第1・2世代セファロスポリン系抗菌薬を術当日のみ投与することが推奨される（**EL；Ⅳb，RG；C1**）。小児におけるRCTの報告はないが，アンケート結果では注射剤の使用方法・内容についてはJUAガイドライン2006と大きく異なる施設はなかった。ガイドラインに沿った投与方法を行っている施設のSSI発生率は，83.3％の施設で0％，16.7％の施設で1～5％であった[4]。また，侵襲の少ない手術では「抗菌薬を使用しない」という施設もあった。一部の施設では経口抗菌薬が追加投与されていたが，それによりSSI発生率が明らかに低下するというエビデンスはなく，このような経口抗菌薬の追加投与は推奨されるべきではない（**EL；Ⅳb，RG；C2**）[5)9]。

2）尿路を開放する手術（腎盂形成術・尿道下裂・巨大尿管・膀胱尿管逆流などの根治術）

静注用第1・2世代セファロスポリン系，BLI配合ペニシリン系抗菌薬を手術開始30分

表7．小児手術における予防抗菌薬

手術名	尿路	抗菌薬	投与期間
小児手術	非開放（清潔手術）	第1・2世代セファロスポリン系	24時間以内
	開放（準清潔手術）	第1・2世代セファロスポリン系 BLI配合ペニシリン系	72時間以内
		経口セファロスポリン系（追加も可）	7日間*

＊：経口追加投与はオプションとして認める

前に初回投与，72時間を越えない範囲で12時間ごとに投与する（**EL；Ⅳb，RG；C1**）。尿道形成術などの形成手術では感染による創部離開が手術不成功を意味するため，4日目以後のセファロスポリン系経口抗菌薬の7日間追加投与をオプションとして推奨する（**EL；Ⅳb，RG；C1**）[4]。小児に関するRCTの報告はないが，アンケート結果ではガイドラインに沿った投与方法を行っている施設のSSI発生率は，44.4％の施設で0％，50％の施設で1～5％，5.6％の施設で6～10％あった[4]。ガイドライン以外の投与法として，推奨抗菌薬の4日間投与，推奨薬以外の抗菌薬投与，経口抗菌薬の2週間追加投与があった。しかしながら，SSI発生率は両群間（ガイドライン遵守群と非遵守群）で全く差がなく，SSI発生率が5％以下であれば予防投与法としては成人と比較しても遜色ないと考える。本術式の場合，術後カテーテル留置が必要な症例の頻度が高いため，経口抗菌薬の投与期間が長くなる傾向にあるが，カテーテル留置症例に経口抗菌薬を長期間投与することにより，周術期感染の頻度が下がるというエビデンスはない[9)10)11)]。

文献

1) Best Practice Policy Statement on Urologic Surgery Antimicrobial Prophylaxis.[http://www.auanet.org/common/pdf/education/clinical-guidance/Antimicrobial-Prophylaxis.pdf]
2) Grabe M (chairman) , Bjerklund-Johansen TE, Botto H, Çek M, Naber KG, Pickard RS, Tenke P, Wagenlehner F, Wullt B : Guidelines on Urological Infections. 2013. [http://www.uroweb.org/gls/pdf/18_Urological%20infections_LR.pdf]
3) 石川清仁，佐々木ひと美，宮川真三郎，星長清隆，松本哲朗：小児泌尿器科周術期の抗菌薬使用に関するアンケート報告．日小児泌会誌，14，160-172，2005.
4) 石川清仁，佐々木ひと美，丸山高広，日下　守，白木良一，星長清隆，松本哲朗：小児泌尿器科周術期における抗菌薬予防投与の現状について―ガイドライン作成から検証へ―．日小児泌会誌，20，41-4，2011.
5) 佐藤吉壮：エビデンスに基づいた抗菌薬の投与計画；小児への投与計画（新生児を含め）．化療の領域，19，571-82，2003.
6) Antimicrobial prophylaxis in surgery. Med Lett Drugs Ther, 41, 75-9, 1999. [No authors listed]
7) Routledge PA : Pharmacokinetics in children. J Antimicrob Chemother, 34 Suppl A, 19-24, 1994.
8) 山本新吾，金丸聡淳，小川　修，石川清仁，星長清隆，岩村正嗣，佐藤威文，馬場志郎，松川雅則，竹山　康，塚本泰司，清田　浩，小野寺昭一，頴川　晋，門田晃一，公文裕巳，江頭稔久，内藤誠二，田中一志，荒川創一，守殿貞夫，安田　満，石原　哲，出口　隆，山田陽司，村谷哲郎，松本哲朗：泌尿器科周術期における抗菌薬の使用方法についてのアンケート報告．泌尿紀要，50，779-86，2004.
9) 山本新吾，三井要造，上田康生，鈴木　透，樋口喜英，邱　君，丸山琢雄，近藤宣幸，野島道生，竹末芳生，島　博基：泌尿器科領域における周術期感染症阻止薬術前単回投与の検討．泌尿紀要，54，587-91，2008.
10) Shigemura K, Arakawa S, Yamashita M, Yasufuku T, Fujisawa M : Surgical site infections may be reduced by shorter duration of prophylactic antibiotic medication in urological surgeries. Jpn J Infect Dis, 62. 440-3, 2009.
11) Dellinger EP : Prophylactic antibiotics : administration and timing before operation are more important than administration after operation. Clin Infect Dis, 44, 928-30, 2007.

1-4 腎移植術

Executive summary

☑ 腎移植術において，予防抗菌薬は必要である（EL；Ⅱ，RG；B）。

☑ 第1・2世代セファロスポリン系，BLI配合ペニシリン系抗菌薬の単回または72時間以内の投与を推奨する（EL；Ⅳb，RG；C1）。

1 腎移植術の特徴

慢性腎不全患者に対する腎代替療法として，腎移植は生体腎移植と献腎移植を合わせて年間約1,600例が本邦で行われている。全体の9割を生体腎移植が占める一方，心停止下と脳死下を合わせた献腎移植は年間約200例程度に止まっている[1)]。免疫抑制療法の進歩と移植手術手技の向上により，患者生存率と移植腎生着率は飛躍的に向上したが，一方で血液型不適合腎移植など適応拡大が進み，それに伴いさらに積極的な免疫抑制療法が必要となった。移植医療において，感染は常に注意を払わなければならない重要な合併症であり，術後の感染症対策とその治療は患者の予後を大きく左右する。腎移植術後に発生する感染症は細菌感染，真菌感染，ウイルス感染などさまざまで，おのおのの感染症に好発時期が存在し（**図3**）[2)]，そのなかでもSSIと尿路感染症の頻度が最も高いと報告されている[3)4)]。

腎移植術におけるSSI発生率は2.6～20％と施設間で差が認められ[3)5)－9)]，リスク因子としてはexpanded criteria donorからの移植，虚血時間の延長，移植腎機能発現遅延（delayed graft function：DGF），尿溢流，BMI高値，糖尿病，既存の尿路感染症，mTOR阻害薬の使用などが挙げられている。腎移植術は尿管吻合時に膀胱が開放されるため準清潔手術に分類され[10)]，最低限でも標準的な予防抗菌薬投与が必要と考えられる。本領域では，本邦で最も多く施行されている生体腎移植術を想定し，周術期感染予防と予防抗菌薬投与方法についての推奨法の提示を目的とした。

2 予防抗菌薬投与の注意点

腎移植術におけるSSI発生率はおおむね10％未満と考えられており[3)9)11)]，一般的な泌尿器科領域の準清潔手術と比較して同程度またはやや高い程度と考えられる。本邦ではドナー不足を背景として献腎移植を含め長期の透析期間を経て腎移植に至るレシピエントが多いため，術後感染症発生リスクには症例ごとに大きな差があり，自尿の有無，廃用性に近い膀胱機能，術前の慢性尿路感染症の存在などのリスク因子を十分に加味したうえで，個々に配慮する必要がある。また，生体腎移植は待機手術であるが，献腎移植は緊急あるいは準緊急手術となるため，術前にレシピエントの排尿機能や感染の有無を正確に把握する余裕がない場合もある。

腎移植術後に発生するSSIの特徴として，表在性感染は肥満に関連するとされ，特にBMI 35％以上の症例においては十分な配慮を必要とする[11)]。腎移植術後の尿路感染症に関してもさまざまなプロトコールでの検討がなされているが，いずれの報告でも予防抗菌薬投与の効果は不十分とされており，今後の検討を要する[12)13)]。

図3．臓器移植患者の主な感染症好発時期

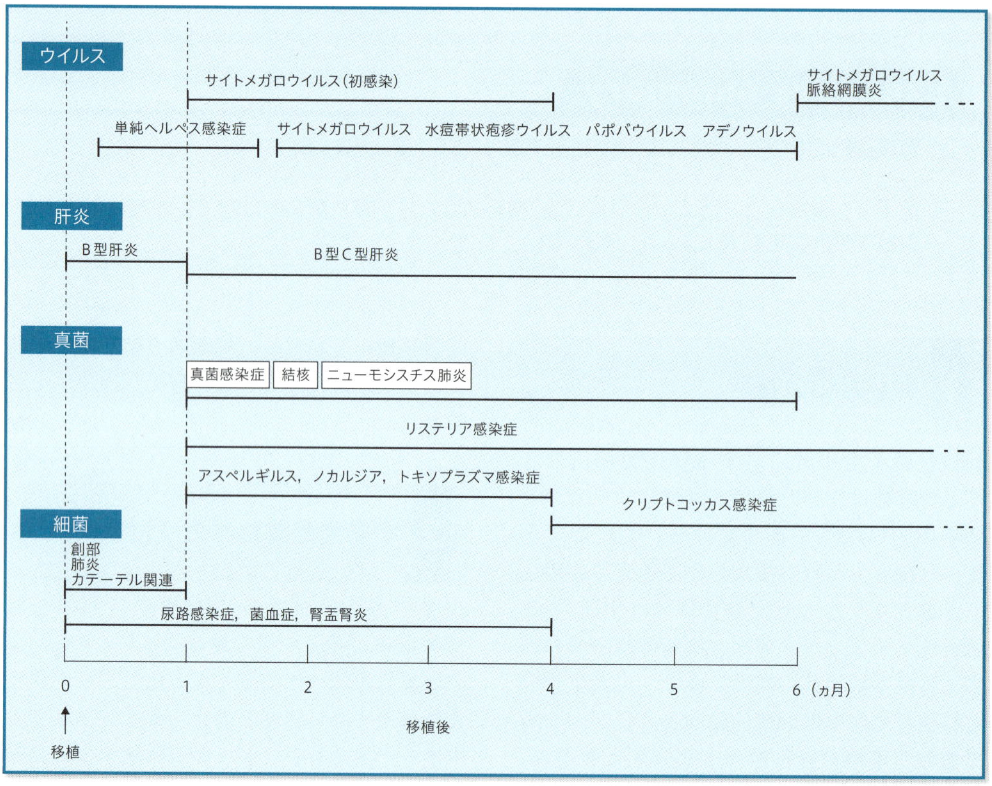

（文献2）より改変・引用）

3 術前管理

活動性の感染症がある状態での腎移植術は原則禁忌である。術前の潜在感染は，未治療のまま移植を施行すると移植後の免疫抑制療法により患者の生命予後を左右する疾患に発展しかねない。腎移植術においては膀胱が開放されるため，術前に尿路感染症の有無を検索することは必須である。慢性膀胱炎が存在する場合は，原因菌の感受性を考慮した抗菌薬投与を行い術前の除菌を行う。副鼻腔炎や口腔内感染の原因となる齲歯，歯周病は術前に治療を行う。呼吸器感染症や尿路感染症，深在性真菌感染症についても，治療を行った後にも術前に確実に治癒していることを確認する。腹膜透析患者にトンネル感染がある場合は，内シャントを造設し腹膜透析カテーテルをあらかじめ抜去してから腎移植術に備える。尿路結石や膀胱尿管逆流症など，尿路感染症のリスク因子についても術前あるいは手術時に対処することが必要である。

4 術中管理

腎移植術そのものは準清潔手術であるため，除毛が必要であれば術直前に手術室で行うこと，ドレーンには閉鎖回路を用いること，術後は体腔内留置カテーテル（ドレーン，CVカテーテル，尿道留置カテーテルなど）を可及的速やかに抜去することなど，周術期の管理は一般的な手術に準じて行うべきである。ただし，一般的な泌尿器科領域の手術に比較してリスクが高いと考えられているため，より念入りな術前処置が施されることが多い。多くの施設では，尿道カテーテル留置時の膀胱洗浄，柔らかなブラシを用いたポピドンヨードによる手術操作部のスクラビング，消毒後のイソジンドレープなどが行われているようである。しかし，これらの有効性を示したRCTはなく，今後の課題と考えられる。

5 予防抗菌薬の投与法（表8）

腎移植術では，腎移植前の腎不全状態が免疫能に及ぼす影響，献腎提供で死戦期が長期化したマージナルドナーからの持ち込み感染，温阻血時間，冷阻血時間など，個々の症例により配慮されるべき因子が複数存在するため，標準的な予防抗菌薬投与法を定めることが困難と考えられがちであり，本邦でも施設ごとあるいは症例ごとに予防抗菌薬投与法を検討し，経験的に行われてきたのが実状である。事実，腎移植術における予防抗菌薬の必要性と投与法について検討した報告はきわめて少なく，いくつかのRCTの報告が散見されるものの[14]，標準的な投与法が確立されるには至っていない。本ガイドライン作成にあたり，本邦において年間20症例以上腎移植を施行している13施設にアンケートを行ったところ，第1世代セファロスポリン系抗菌薬を1～3日間投与する施設が大半を占めていた。近年の周術期管理向上によりSSIに対する予防抗菌薬投与は必要ないとする報告[11]，術前単回投与[14]，手術当日のみ[15]または3日間以内[16]など，海外からの報告もさまざまである。

以上より，本ガイドラインでは，特別なリスク因子のない標準的に行われる生体腎移植レシピエントを想定し，準清潔手術に準じ，抗菌薬としては第1・2世代セファロスポリン系あるいはBLI配合ペニシリン系抗菌薬を，投与期間としては単回もしくは72時間以内の投与を推奨する（**EL；Ⅳb，RG；C1**）。海外ではアミカシンの投与を推奨する報告もみられるものの[17]，移植腎への機能発現遅延に対するリスクから，上記薬剤が使用できない症例への推奨に止めるべきである。一方，献腎移植，特に死戦期の長い心停止下献腎移植の場合にはドナーからの持ち込み感染の機会が増加し，待機手術でないことからレシピエントの潜在的な尿路感染症や副鼻腔炎，齲歯などに対する診断・治療が不十分な場合もありうる。現状では献腎移植時の抗菌薬の投与は個々の症例で慎重に行うべきと考えられる。

6 腎移植後ウイルス感染

腎移植では免疫抑制剤の投与が必須であるため，腎移植術後に起こりうるウイルス感染予防対策は重要である。腎移植後初感染により劇症化する可能性がある水痘，麻疹，風疹などについては，移植前レシピエントのウイルス抗体価を必ず測定しておく必要がある。腎移植後はこれらの生ワクチン接種が禁忌となるため，抗体が陰性であればワクチン接種後に陽転化を確認してから移植に臨むべきである[18]。その他，腎移植後に発症または再燃しやすいB型肝炎ウイルス（HBV），C型肝炎ウイルス（HCV），ヒト免疫不全ウイルス（HIV），ヒトT細胞白血病ウイルス（HTLV），

表8．腎移植術における予防抗菌薬

手術名	抗菌薬	投与期間
腎移植術	第1・2世代セファロスポリン系 BLI配合ペニシリン系*	単回 または 72時間以内

*：ピペラシリン/タゾバクタム（PIPC/TAZ）は除く

サイトメガロウイルス（CMV），エプスタイン・バールウイルス（EBV），単純ヘルペスウイルス（HSV），帯状疱疹ウイルス（VZV）などについても，既感染の有無をスクリーニング検査として調べる必要がある。特に注意を要するCMVのドナー陽性／レシピエント陰性（D^+/R^-）については，近年バルガンシクロビルの予防投与が推奨されている[19]。CMV感染症については日本臨床腎移植学会から診療ガイドラインが作成されているので参照されたい。

本ガイドラインは手術に起因する周術期感染症予防を主目的としているため，残念ながら周術期感染症以外の感染症についての記述に多くの誌面を充てることができない。そのため，腎移植に関連したウイルス感染，真菌感染などの詳細については，The American Society of Transplantation Infectious Diseases Guidelines 3rd Edition（Am J Transplant, 13（Suppl 4），2013.）も参照いただきたい。

7 今後の課題

近年，より強力な免疫抑制療法が開発されハイリスクのレシピエントを対象にした腎移植術が増加しているが，日本でも欧米同様に多剤耐性菌の出現と蔓延に対する対応が必要になることが予想される。従来はSSIおよびRIさらにウイルス感染をも視野に入れた濃厚な予防抗菌薬投与が行われがちであったが，今後はSSI，RI，真菌感染，ウイルス感染などそれぞれにターゲットを絞ったより短期で有効な抗菌薬使用法の確立が急務である。一方，腎移植においては配慮されるべきリスク因子が症例ごとに異なることもあり，リスク因子によって層別化された予防抗菌薬の適正な投与法を確立することが必要かもしれない。術前消毒法，ドレープ，尿道カテーテル留置時の膀胱洗浄など，各施設で経験的または伝統的に行われている周術期管理方法の有効性を多施設共同研究によって客観的に見直していくことも求められている。

文献

1）2014臓器移植ファクトブック．［http://www.asas.or.jp/jst/pdf/factbook/factbook2014.pdf］（2015年9月閲覧）

2）Rubin RH : Infectious disease complications of renal transplantation. Kidney Int, 44, 221-36, 1993.

3）Wszoła M, Kwiatkowski A, Ostaszewska A, Górski L, Kuthan R, Sawicka-Grzelak A, Diuwe P, Góralski P, Drozdowski J, Kawecki D, Młynarczyk G, Chmura A : Surgical site infections after kidney transplantation - where do we stand now? Transplantation, 95, 878-882, 2013.

4）Muñoz P : Management of urinary tract infections and lymphocele in renal transplant recipients. Clin Infect Dis, 33（Suppl. 1）, S53-7, 2001.

5）Troppmann C, Pierce JL, Gandhi MM, Gallay BJ, McVicar JP, Perez RV : Higher surgical wound complication rates with sirolimus immunosuppression after kidney transplantation : a matched-pair pilot study. Transplantation, 76, 426-9, 2003.

6）Martín-Peña A, Cordero E, Fijo J, Sánchez-Moreno A, Martín-Govantes J, Torrubia F, Cisneros J : Prospective study of infectious complications in a cohort of pediatric renal transplant recipients. Pediatr Transplant, 13, 457-63, 2009.

7）Menezes FG, Wey SB, Peres CA, Medina-Pestana JO, Camargo LF : What is the impact of surgical site infection on graft function in kidney transplant recipients? Transpl Infect Dis, 12, 392-6, 2010.

8）Ho D, Lynch RJ, Ranney DN, Magar A, Kubus J, Englesbe MJ : Financial impact of surgical site infection after kidney transplantation : implications for quality improvement initiative design. J Am Coll Surg, 211, 99-104, 2010.

9）Ramos A, Asensio A, Muñez E, Torre-Cisneros J, Montejo M, Aguado JM, Cofán F, Carratalá J, Len O, Cisneros JM : Incisional surgical site infection in kidney transplantation. Urology, 72, 119-23, 2008.

10）Mangram AJ, Horan TC, Pearson ML, Silver LC, Jarvis WR : Guideline for prevention of surgical site infection, 1999. Hospital Infection Control Practices Advisory Committee. Infect Control Hosp

Epidemiol, 20, 250-78, 1999.
11) Laftavi MR, Rostami R, Patel S, Kohli R, Laftavi H, Feng L, Said M, Dayton M, Pankewycz O : Universal perioperative antimicrobial prophylaxis is not necessary in kidney transplantation. Clin Transplant, 26, 437-42, 2012.
12) Green H, Rahamimov R, Gafter U, Leibovitci L, Paul M : Antibiotic prophylaxis for urinary tract infections in renal transplant recipients : a systematic review and meta-analysis. Transpl Infect Dis, 13, 441-7, 2011.
13) Wojciechowski D, Chandran S : Effect of ciprofloxacin combined with sulfamethoxazole-trimethoprim prophylaxis on the incidence of urinary tract infections after kidney transplantation. Transplantation, 96, 400-5, 2013.
14) Orlando G, Manzia TM, Sorge R, Iaria G, Angelico R, Sforza D, Toti L, Peloso A, Patel T, Katari R, Zambon JP, Maida A, Salerno MP, Clemente K, Di Cocco P, De Luca L, Tariciotti L, Famulari A, Citterio F, Tisone G, Pisani F, Romagnoli J : One-shot versus multidose perioperative antibiotic prophylaxis after kidney transplantation : a randomized, controlled clinical trial. Surgery, 157, 104-10, 2014.
15) Bratzler DW, Dellinger EP, Olsen KM, Perl TM, Auwaerter PG, Bolon MK, Fish DN, Napolitano LM, Sawyer RG, Slain D, Steinberg JP, Weinstein RA : Clinical practice guidelines for antimicrobial prophylaxis in surgery. Am J Health Syst Pharm, 70, 195-283, 2013.
16) Soave R : Prophylaxis strategies for solid-organ transplantation. Clin Infect Dis, 33 (Suppl. 1) , S26-31, 2001.
17) Freire MP, Antonopoulos IM, Piovesan AC, Moura ML, de Paula FJ, Spadão F, Guimarães T, David-Neto E, Nahas WC, Pierrotti LC : Amikacin prophylaxis and risk factors for surgical site infection after kidney transplantation. Transplantation, 99, 521-7, 2015.
18) Kidney Disease ; Improving Global Outcomes (KDIGO) Transplant Work Group : KDIGO Clinical Practice Guideline for the Care of Kidney Transplant Recipients. Chapter 12 ; Vaccination. Am J Transplant, 9 (Suppl. 3) , S42-3, 2009.
19) 日本臨床腎移植学会 ガイドライン作成委員会：腎移植CMV D＋/R－症例におけるCMV感染症対策．腎移植後サイトメガロウイルス感染症の診療ガイドライン2011，東京，日本医学館，23-5，2011

経尿道的下部尿路手術

2-1 経尿道的膀胱腫瘍切除術（TURBT）

Executive summary

- ☑ 術前から尿路感染症が存在する場合は，あらかじめ抗菌薬による治療を行い，尿の無菌化を図る（EL；Ⅱ，RG；A）。
- ☑ 分離細菌はグラム陰性桿菌が大多数を占める（EL；Ⅱ，RG；B）。
- ☑ TURBTには予防抗菌薬投与を推奨するが（EL；Ⅱ，RG；B），術前に細菌尿を認めない低リスクの症例では非投与も考慮する（EL；Ⅲ，RG；C2）。
- ☑ 予防抗菌薬として第1・2世代セファロスポリン系，BLI配合ペニシリン系，アミノグリコシド系抗菌薬を推奨する（EL；Ⅲ，RG；B）。
- ☑ 予防抗菌薬は24時間以内の投与を推奨する（EL；Ⅲ，RG；B）。

1 TURBTの特性

経尿道的前立腺切除術（TURP）単独，あるいはTURBTを含む経尿道的手術に関する予防抗菌薬投与の検討は数多くなされているものの，TURBT単独で検討を行った報告は極めて少ない。通常TURBTはTURPに比べ手術時間は短く，低侵襲であり術後の尿道カテーテル留置期間も短い。そこでTURBTの術後感染予防法はTURPにおける成績を参考としつつ，本ガイドライン作成においてはこれを超える投与は控えるよう考慮した。

2 術前処置

術前より尿路感染症が存在する場合はあらかじめ抗菌薬による治療を行い尿の無菌化を図っておく必要がある（EL；Ⅱ，RG；A）。

3 予防抗菌薬の必要性

TURBTの予防抗菌薬使用に関する報告はほとんどなく，TURPなどの他の経尿道的手術と一緒に検討されていることが多い[1)−10)]。Alsaywidらはメタアナリシスを行い，TURPおよびTURBTの予防抗菌薬投与は，その抗菌薬の種類を問わず細菌尿，症候性尿路感染症，菌血症を減少させるとしている[11)]。

TURBTのみを対象としたRCTはさらに極めて少ない。Uptonらは0.5～3cmの膀胱腫瘍に対して施行したTURBTにおいてカルベニシリン（CBPC）投与群と非投与群で術後細菌尿の頻度に差はなかったと報告している[12)]。MacDermottらは，セフラジン投与群と非投与群とでは，細菌尿陽性率が投与群で低かったものの有意差はなかったと報告している[13)]。またBootsmaらもペフロキサシン（PFLX）投与群と非投与群とでは，細菌尿陽性率がPFLX投与群で低かったものの有意差はなかったと報告している[14)]。これらの結果よりBootsmaらはTURBT時の感染予防薬は必要ないという低〜中等度のエビデンスがあるとしている[14)]。また，RCTではないもののYokoyamaらはリスクファクターのない症例について検討を行い，レボフロキサシン（LVFX）投与群と非投与群では有熱性UTIの発生率に差はみられず，少なくともリスクがない症例において予防抗菌薬は不要と報告している[15)]。

これらの結果を踏まえ，EAUのガイドラインではTURBTにおいて予防抗菌薬投与を全症例には推奨していない[16)]。しかし，手術時間が長くなるような大きな腫瘍，大きな壊死を伴う腫瘍やリスクファクターをもつ症例では推奨する，としている。一方，AUAのガイドラインではすべての症例での投与を推奨している[17)]。

4 予防抗菌薬の投与法（表9）

前項の如く，TURBTにおける予防抗菌薬投与の必要性に関してはエビデンスが少なく結論が出ていない。代表的なガイドラインでも推奨度が異なっているのが現状である。そこで本ガイドラインでは全症例について予防抗菌薬投与を推奨し，感染リスクが低い症例においては非投与も考慮する（**EL；Ⅱ，RG；B**）。EAUのガイドラインでは腫瘍の大きさにより推奨度が異なっているが，その定義が曖昧なこと，腫瘍径による比較試験が行われていないことより，このEAUの概念は本ガイドラインでは採用しない。

推奨薬剤に関しても明らかなエビデンスがないが，分離細菌はグラム陰性桿菌が大多数を占めるという報告が多いことより，これらの細菌をターゲットとした抗菌薬の選択が必要である（**EL；Ⅱ，RG；B**）。JUAガイドライン2006ではペニシリン系，第1・2世代セファロスポリン系，アミノグリコシド系抗菌薬を推奨していたが，東郷らが泌尿器科領域における術後感染予防薬に関するアンケート調査を行ったところ，ほとんどの施設においてJUAガイドライン2006で推奨されている薬剤を使用していた[18)]。また和田らはJUAガイドライン2006での推奨薬の遵守率および術後感染発生率を検討したところ，遵守群，非遵守群ともに発生率が低く，非遵守群のほとんどがBLI配合ペニシリン系抗菌薬であったと報告している[19)]。以上より本ガイドラインでもこれらの薬剤（第1・2世代セファロスポリン系，BLI配合ペニシリン系，アミノグリコシド系抗菌薬）を推奨する（**EL；Ⅲ，RG；B**）。ただし，ピペラシリン/タゾバクタム（PIPC/TAZ）はBLI配合ペニシリン系抗菌薬のなかでも広域かつ強力な治療薬として使用すべき抗菌薬であり，通常は予防抗菌薬の範疇を超えるため本ガイドラインでは推奨しない（**EL；Ⅵ，RG；C1**）。

投与期間に関してもエビデンスはない。JUAガイドライン2006は術後最長72時間までとしていたが，海外のガイドラインでは24時間以内とされているように不必要に長い投与は慎むべきである。この点において，JUAガイドライン2006を作製するにあたり行った調査では3日間投与の施設が多く，実態と合わせることも考慮して72時間以内とした経緯がある。しかし近年は多くの施設で投与期間

表9. TURBTにおける予防抗菌薬

手術名	抗菌薬	投与期間
TURBT	第1・2世代セファロスポリン系 BLI配合ペニシリン系* アミノグリコシド系	投与なし** または 24時間以内

*：ピペラシリン/タゾバクタム（PIPC/TAZ）は除く
**：低リスクの症例では非投与も考慮する

の短縮が図られており，東郷らのアンケート調査でも単回および術当日投与が最も多くなっている[18]。そこで本ガイドラインは24時間以内の投与を推奨する（**EL；Ⅲ，RG；B**）。また周術期感染症発症のリスクファクター（総説参照），手術時間，ASAスコアなどを考慮して，術前に細菌尿を認めない低リスクの症例では非投与も考慮する（**EL；Ⅲ，RG；C2**）。

本ガイドラインは低リスク症例に対する予防抗菌薬に関するものであり，術前細菌尿を認めた場合には，尿の無菌化を図った後に本ガイドラインを適用することとなる。エビデンスレベルとしては低いが，El Basriらは術前細菌尿を認めても，原因菌に対する適切な抗菌薬を手術1～2日前からカテーテル抜去時まで投与すれば，術前細菌尿は術後細菌尿のリスクファクターにならないと報告している[20]（**EL；Ⅳa，RG；C1**）。

5 今後の課題

TURBTに対する術後感染予防に関する検討は非常に少なく，今後エビデンスを増やす大規模な臨床研究が望まれる。特に投与期間に関しては使用実態も考慮し，今回海外のガイドラインと同様に24時間としたが，今後の検証が必要である。また実臨床では経尿道的手術の術後感染としては細菌尿ではなく症候性尿路性器感染症の発生率の方が重要であり，今後は症候性尿路性器感染症の発症に着目した検討をする必要がある。

文献

1) Dick A, Barnes R, Hadley H, Bergman RT, Ninan CA : Complications of transurethral resection of bladder tumors : prevention, recognition and treatment. J Urol, 124, 810-1, 1980.
2) Goldwasser B, Bogokowsky B, Nativ O, Sidi AA, Jonas P, Many M : Urinary infections following transurethral resection of bladder tumors-rate and source. J Urol, 129, 1123-4, 1983.
3) Badenoch DF, Murdoch DA, Tiptaft RC : Microbiological study of bladder tumors, their histology and infective complications. Urology, 35, 5-8, 1990.
4) Charton M, Mombet A, Gattegno B : Urinary tract infection prophylaxis in transurethral surgery : oral lomefloxacin versus parenteral cefuroxime. Am J Med, 92,118S-20S, 1992.
5) Klimberg IW, Childs SJ, Madore RJ, Klimberg SR : A multicenter comparison of oral lomefloxacin versus parenteral cefotaxime as prophylactic agents in transurethral surgery. Am J Med, 92, 121S-5S, 1992.
6) Martín-Luengo F, Fontana L, Rico JL, Tomás-Ros M, Murcia A, Romero A : Prophylaxis in transurethral surgery : oral lomefloxacin versus intravenous cefuroxime. Methods Find Exp Clin Pharmacol, 15, 57-9, 1993.
7) Gasser TC, Wisard M, Frei R : Oral fleroxacin prophylaxis in transurethral surgery. J Urol, 156, 146-8, 1996.
8) Klimberg IW, Malek GH, Cox CE, Patterson AL, Whalen E, Kowalsky SF, Echols RM : Single-dose oral ciprofloxacin compared with cefotaxime and placebo for prophylaxis during transurethral surgery. J Antimicrob Chemother, 43 (Suppl A) , 77-84, 1999.
9) Savoca G, Raber M, Lissiani A, Plaino F, Ciampalini S, Buttazzi L, Belgrano E : Comparison of single preoperative oral rufloxacin versus perioperative ciprofloxacin as prophylactic agents in transurethral surgery. Arch Ital Urol Androl, 72, 15-20, 2000.
10) Cam K, Kayikci A, Erol A : Prospective evaluation of the efficacy of antibiotic prophylaxis before cystoscopy. Indian J Urol, 25, 203-6, 2009.
11) Alsaywid BS, Smith GH : Antibiotic prophylaxis for transurethral urological surgeries : Systematic review. Urol Ann, 5, 61-74, 2013.
12) Upton JD, Das S : Prophylactic antibiotics in transurethral resection of bladder tumors : are they necessary? Urology, 27, 421-3, 1986.
13) MacDermott JP, Ewing RE, Somerville JF, Gray BK : Cephradine prophylaxis in transurethral procedures for carcinoma of the bladder. Br J Urol, 62, 136-9, 1988.

14) Bootsma AM, Laguna Pes MP, Geerlings SE, Goossens A : Antibiotic prophylaxis in urologic procedures : a systematic review. Eur Urol, 54, 1270-86, 2008.
15) Yokoyama M, Fujii Y, Yoshida S, Saito K, Koga F, Masuda H, Kobayashi T, Kawakami S, Kihara K : Discarding antimicrobial prophylaxis for transurethral resection of bladder tumor : a feasibility study. Int J Urol, 16, 61-3, 2009.
16) Grabe M (chairman), Bjerklund-Johansen TE, Botto H, Çek M, Naber KG, Pickard RS, Tenke P, Wagenlehner F, Wullt B : Guidelines on Urological Infections. 2013. [http://www.uroweb.org/gls/pdf/18_Urological%20infections_LR.pdf]
17) Wolf JS Jr, Bennett CJ, Dmochowski RR, Hollenbeck BK, Pearle MS, Schaeffer AJ ; Urologic Surgery Antimicrobial Prophylaxis Best Practice Policy Panel : Best practice policy statement on urologic surgery antimicrobial prophylaxis. J Urol, 179, 1379-90, 2008.
18) 東郷容和，田岡利宜也，山本新吾，桧山佳樹，上原央久，橋本次朗，栗村雄一郎，高橋　聡，塚本泰司，宮崎　淳，西山博之，清田　浩，矢澤　聰，大家基嗣，安田　満，出口　隆，石川清仁，星長清隆，松本　穣，重村克巳，田中一志，荒川創一，藤澤正人，和田耕一郎，上原慎也，渡辺豊彦，公文裕巳，小林加直，松原昭郎，松本正広，庄　武彦，濱砂良一，松本哲朗，速見浩士，山根隆史，中川昌之；UTI共同研究会ガイドラインワーキンググループ：泌尿器科領域における周術期感染症予防抗菌薬の使用状況についてのアンケート調査報告．日泌尿会誌，104，579-88，2013.
19) 和田耕一郎，上原慎也，吉良慎一郎，松本正広，庄　武彦，栗村雄一郎，橋本次郎，上原央久，山根隆史，金丸聰淳，東郷容和，田岡利宜也，高橋　彰，山田祐介，横溝　晃，安田　満，田中一志，濱砂良一，高橋　聡，速見浩士，渡邉豊彦，門田晃一，清田　浩，出口　隆，内藤誠二，塚本泰司，荒川創一，藤澤正人，山本新吾，公文裕巳，松本哲朗（UTI共同研究会）：「泌尿器科領域における周術期感染予防ガイドライン」に関する多施設共同研究．日泌尿会誌，104，505-12，2013.
20) El Basri A, Petrolekas A, Cariou G, Doublet JD, Hoznek A, Bruyere F : Clinical significance of routine urinary bacterial culture after transurethral surgery : results of a prospective multicenter study. Urology, 79, 564-9, 2012.

2-2 経尿道的前立腺手術

2-2-A 経尿道的前立腺切除術（TURP）

Executive summary

- ☑ TURP術後の発熱は2.6〜13.5%，菌血症は0〜4.4%に発生する。予防抗菌薬の投与によってこれらの感染症を減少させることができる（EL；I，RG；A）。
- ☑ TURP施行前に細菌尿がある場合は，術前に尿の無菌化を図ったうえで予防抗菌薬を投与する（EL；II，RG；A）。
- ☑ 予防抗菌薬としてBLI配合ペニシリン系，第1・2世代セファロスポリン系抗菌薬の72時間以内の投与を推奨する（EL；III，RG；B）。
- ☑ 低リスク症例においては経口抗菌薬の単回投与も選択肢の1つと考えられる（EL；III，RG；B）。
- ☑ 症例によっては術後カテーテル抜去時に抗菌薬投与を考慮してもよい（EL；III，RG；B）。

1 TURPの特性

TURPは前立腺肥大症に対する外科治療として最も広く行われている術式である。近年，ホルミウムレーザー前立腺核出術（HoLEP）などの新たな手術も行われているが，TURPは現在も多くの施設で施行されており，中等度までの前立腺肥大に対しては現在でも標準的な術式である。しかし，なかには重篤な術後感染症を発症する例も存在しており，メタアナリシス[1)2)]では術後の発熱は2.6〜13.5%，菌血症は0〜4.4%に発生するとされている。これらの合併症を予防するためにも，予防抗菌薬投与は重要である（EL；I，RG；A）。

2 術前処置

TURP施行前に細菌尿があった場合は，原因菌を同定するとともに感受性を示す抗菌薬を投与し，術前に尿の無菌化を図ったうえで予防抗菌薬投与を行う（EL；II，RG；A）。尿閉などにて術前に尿道カテーテルが留置されている症例においては術後の感染症リスクは高くなるとされるが，抗菌薬使用のレジメンとして明確なものはない。

3 予防抗菌薬の必要性

これまでもTURPにおける予防抗菌薬投与の有効性は多数報告[1)-5)]されている。Berryら[1)]は32のRCTを解析し，予防抗菌薬投与によって術後の細菌尿を26%から9.1%へ，敗血症を4.4%から0.7%へ減少したと報告している。またQiangら[2)]は28のRCTを解析し，予防抗菌薬投与によって術後の細菌尿を17%，発熱を11%，菌血症を2%，抗菌薬追加投与治療を20%減少させることができると報告している。これらの多数の報告から，TURPにおいて予防抗菌薬投与は術後の感染性合併症を減少させるために必須である（EL；I，RG；A）。

表10．TURPにおける予防抗菌薬

手術名	抗菌薬**	投与期間
TURP	BLI配合ペニシリン系* 第１・２世代セファロスポリン系 アミノグリコシド系	単回 または 72時間以内

＊：ピペラシリン/タゾバクタム（PIPC/TAZ）は除く
＊＊：術前に細菌尿を認める症例では，術前に抗菌薬投与にて尿の無菌化を図ったうえで適当な抗菌薬を使用する

4 予防抗菌薬の投与法（表10）

JUAガイドライン2006では，第１・２世代セファロスポリン系，ペニシリン系抗菌薬の72時間以内の使用を推奨しており，アンケート調査でも２～３日とする施設も多く存在したが，手術開始前のみの単回使用としていた施設も14.6％存在していた[7]。一方，AUAガイドライン[6]ではすべての経尿道的手術に対してキノロン系またはST合剤の経口抗菌薬の24時間以内の使用を推奨している。単回投与と複数日投与（72時間）の比較では，単回投与よりも優れているとの報告[1]がある一方で，レボフロキサシン（LVFX）やST合剤の単回投与でも十分とする報告[4]もある。逆に72時間を超えて投与しても短期投与と比較して尿路感染症発生阻止に差がないこと，さらに耐性菌の出現を抑制する観点からも望ましくない。以上より，本ガイドラインではBLI配合ペニシリン系や第１・２世代セファロスポリン系抗菌薬の72時間以内の投与を推奨するが（EL；Ⅲ，RG；B），低リスク症例においては経口抗菌薬の単回投与も選択肢の１つとしてもよい（EL；Ⅲ，RG；B）。アレルギーなどでβラクタム系抗菌薬が使用できない場合はアミノグリコシド系抗菌薬を投与する（EL；Ⅲ，RG；B）。

5 カテーテル抜去時の抗菌薬治療

術後にカテーテルを抜去する際における抗菌薬の是非については，明確なエビデンスはない。術後の細菌尿のリスクファクターとして，手術時間[4,8,9]，術後カテーテル留置期間（＞３日間）[8,9]，術後膀胱瘻カテーテルの存在[4]などが挙げられている。また，凝血塊によるカテーテル閉塞などで洗浄やカテーテル交換を行うことにより，ドレナージの閉鎖腔が開放された場合も細菌尿出現のリスクファクターとなる[4,8,9]。これらにあたる症例は細菌尿が存在する可能性があるため，カテーテル抜去時に抗菌薬投与を考慮してもよい（EL；Ⅲ，RG；B）。

文 献

1) Berry A, Barratt A : Prophylactic antibiotic use in transurethral prostatic resection : a meta-analysis. J Urol, 167, 571-7, 2002.
2) Qiang W, Jianchen W, MacDonald R, Monga M, Wilt TJ : Antibiotic prophylaxis for transurethral prostatic resection in men with preoperative urine containing less than 100,000 bacteria per ml : a systematic review. J Urol, 173, 1175-81, 2005.
3) Bootsma AM, Laguna Pes MP, Geerlings SE, Goossens A : Antibiotic prophylaxis in urologic procedures : a systematic review. Eur Urol, 54, 1270-86, 2008.
4) Wagenlehner FM, Wagenlehner C, Schinzel S, Naber KG ; Working Group "Urological Infections" of German Society of Urology : Prospective, randomized, multicentric, open, comparative study on the efficacy of a prophylactic single dose of 500 mg levofloxacin versus 1920 mg trimethoprim/

sulfamethoxazole versus a control group in patients undergoing TUR of the prostate. Eur Urol, 47, 549-56, 2005.
5) Alsaywid BS, Smith GH : Antibiotic prophylaxis for transurethral urological surgeries : Systematic review. Urol Ann, 5, 61-74, 2013.
6) Wolf JS Jr, Bennett CJ, Dmochowski RR, Hollenbeck BK, Pearle MS, Schaeffer AJ ; Urologic Surgery Antimicrobial Prophylaxis Best Practice Policy Panel : Best practice policy statement on urologic surgery antimicrobial prophylaxis. J Urol, 179, 1379-90, 2008.
7) 東郷容和，田岡利宜也，山本新吾，桧山佳樹，上原央久，橋本次朗，栗村雄一郎，高橋　聡，塚本泰司，宮﨑　淳，西山博之，清田　浩，矢澤　聰，大家基嗣，安田　満，出口　隆，石川清仁，星長清隆，松本　穣，重村克巳，田中一志，荒川創一，藤澤正人，和田耕一郎，上原慎也，渡邉豊彦，公文裕巳，小林加直，松原昭郎，松本正広，庄　武彦，濱砂良一，松本哲朗，速見浩士，山根隆史，中川昌之；UTI共同研究会ガイドラインワーキンググループ：泌尿器科領域における周術期感染症予防抗菌薬の使用状況についてのアンケート調査報告．日泌尿会誌，104，579-88，2013.
8) Colau A, Lucet JC, Rufat P, Botto H, Benoit G, Jardin A : Incidence and risk factors of bacteriuria after transurethral resection of the prostate. Eur Urol, 39, 272-6, 2001.
9) Huang X, Shi HB, Wang XH, Zhang XJ, Chen B, Men XW, Yu ZY : Bacteriuria after bipolar transurethral resection of the prostate : risk factors and correlation with leukocyturia. Urology, 77, 1183-7, 2011.

2-2-B 経尿道的前立腺核出術（HoLEP/TUEB）

Executive summary

☑ HoLEP/TUEBにおいて予防抗菌薬投与は推奨される（**EL；Ⅳb，RG；C1**）。

☑ 選択する抗菌薬の種類はTURPに準じるが，投与期間は単回投与も含めTURPよりも短期間でよい（**EL；Ⅳb，RG；C1**）。

☑ 日帰り手術においては，注射用抗菌薬単回投与＋経口抗菌薬（72時間以内）のオプションも選択肢となる（**EL；Ⅳb，RG；C1**）。

1 HoLEP/TUEBの特性

HoLEP（holmium laser enucleation of prostate）/TUEB（transurethral enucleation with bipolar）は，前立腺肥大症に対する外科的治療のgold standardである経尿道的前立腺切除術（TURP）に替わる可能性をもつ新たな治療法と位置付けられている。術式としては肥大した腺腫をholmium YAG laserまたはバイポーラ電気メスで外腺から切離し，核出され膀胱内に移動した腺腫を細切・吸引して摘出する。TURPに比べ術後の疼痛や出血が少ないため日帰り手術も可能となっている。しかし，現在までに予防抗菌薬投与の有用性を検証するRCTは報告されていない。

2 術前処置

HoLEP/TUEBの術前処置はTURPに準ずる。TURP施行前に細菌尿があった場合は，原因菌を同定するとともに感受性を示す抗菌薬を投与し，術前に尿の無菌化を図ったうえで予防抗菌薬投与を行う（**EL；Ⅱ，RG；A**）。

3 予防抗菌薬の必要性

2008年発表，2012年にreviseされたAUAガイドライン[1]では「TURP術後において抗菌薬無投与群では敗血症の発生率が26％であるのに対し，抗菌薬を予防投与することで発

表11．HoLEP/TUEBにおける予防抗菌薬

手術名	入院／日帰り	抗菌薬**	投与期間
HoLEP/TUEB	入院	BLI配合ペニシリン系* 第1・2世代セファロスポリン系 アミノグリコシド系	単回 または 48時間以内
	日帰り	注射剤は，入院に準ずる	単回
		(経口) セファロスポリン系 (経口) キノロン系	72時間以内

＊：ピペラシリン/タゾバクタム（PIPC/TAZ）は除く
＊＊：術前に細菌尿を認める症例では，術前に抗菌薬投与にて尿の無菌化を図ったうえで適当な抗菌薬を使用する

生率が0.7〜4.4%に減少する」として，抗菌薬予防投与を有効と判断している。HoLEPに関するRCTの報告はないが，侵襲性や組織損傷がTURPと同程度と考えれば有用と推測される（**EL；I，RG；B**）。2013年のEAUガイドライン[2]にもTURPに関する有用性は明記されているが，HoLEP/TUEBについては言及されていない。

一方，本邦におけるHoLEPの多施設共同後ろ向き研究[3]においては，全施設で予防抗菌薬投与が施行されており，実数が確認できた6施設のうち周術期感染症の発生率は1,902例中7例（0.37%）であった。以上より，RCTなどに裏付けされた明確なエビデンスはないものの，現時点ではHoLEP/TUEBにおいては予防抗菌薬投与を推奨する（**EL；Ⅳb，RG；C1**）。

4 予防抗菌薬の投与法（表11）

HoLEPに関するRCTの報告はないが，AUAガイドライン[1]ではすべての経尿道的手術時に推奨薬をキノロン系，ST合剤経口抗菌薬または，代替薬としてアミノグリコシド系（＋ペニシリン系），第1・2世代セファロスポリン系，BLI配合ペニシリン系抗菌薬が24時間以内で推奨されている[4]。TURPにおいてキノロン系抗菌薬またはST合剤の経口抗菌薬単回投与が非投与群と比較して有用であったとの報告もある[5]。EAUガイドライン[2]ではTURP時にST合剤，第2・3世代セファロスポリン系，BLI配合ペニシリン系抗菌薬が72時間以内で推奨されているが，低リスク症例や前立腺重量の小さい症例には予防抗菌薬は不要でもよいと追記されている。2010年のメタアナリシスでは，術後尿路感染症発生率がTURPで4.1%（0〜22%），HoLEPで0.9%（0〜4.9%）とHoLEPの方が頻度は低いとされているが，抗菌薬の種類や投与期間については明確にされていない[6]。本邦におけるHoLEPの多施設共同後ろ向き研究[3]において，選択された抗菌薬の種類は施設ごとに異なっていたものの，ほぼTURP時と同様の抗菌薬が選択されており，投与期間においてはすべての施設でTURPと同じ，もしくは短いと回答されている。

以上より，HoLEP/TUEBにおいて選択すべき抗菌薬の種類はTURPに準じる。投与期間は単回投与も含めより短期間でよい可能性が高い[3]（**EL；Ⅳb，RG；C1**）。日帰り手術においては，注射用抗菌薬単回投与＋経口抗菌薬（72時間以内）というオプションも選択肢になりうる[3]（**EL；Ⅳb，RG；C1**）。

文 献

1) Best Practice Policy Statement on Urologic Surgery Antimicrobial Prophylaxis.[http://www.auanet.

org/common/pdf/education/clinical-guidance/Antimicrobial-Prophylaxis.pdf]
2) Grabe M (chairman), Bjerklund-Johansen TE, Botto H, Çek M, Naber KG, Pickard RS, Tenke P, Wagenlehner F, Wullt B : Guidelines on Urological Infections. 2013. [http://www.uroweb.org/gls/pdf/18_Urological%20infections_LR.pdf]
3) 石川清仁，丸山高広，日下　守，白木良一，星長清隆：ホルミウムレーザー前立腺核出術（HoLEP）の周術期抗菌薬予防投与の現状とアンケート調査の結果について．泌尿紀要，57，539-43，2011.
4) Qiang W, Jianchen W, MacDonald R, Monga M, Wilt TJ : Antibiotic prophylaxis for transuretheral prostatic resection in men with preoperative urine containing less than 100,000 bacteria per ml : a systematic review. J Urol, 173, 1175-81, 2005.
5) Wagenlehner FM, Wagenlehner C, Schinzel S, Nabet KG, Working Group "Urological Infections" of German Society of Urology : Prospective, randomized, multicentric, open, comparative study on the efficacy of a prophylactic single dose of 500 mg levofloxacin versus 1920 mg trimethoprim/sulfamethoxazole versus a control group in patients undergoing TUR of prostate. Eur Urol, 47, 549-6, 2005.
6) Ahyai SA, Gilling P, Kaplan SA, Kuntz RM, Madersbacher S, Montorsi F, Speakman MJ, Stief CG : Meta-analysis of functional outcomes and complications following transurethral procedures for lower urinary tract symptoms resulting from benign prostatic enlargement. Eur Urol, 58, 384-97, 2010.

各論 3 上部尿路に対する経尿道的検査および手術（尿路結石に対する治療を除く）

Executive summary

- ☑ 術前より尿路感染症が存在する場合は，あらかじめ抗菌薬による治療を行い，尿の無菌化を図っておく（EL；Ⅱ，RG；A）。
- ☑ 上部尿路に対する経尿道的検査および手術を施行する全症例において，予防抗菌薬を推奨する（EL；Ⅲ，RG；B）。
- ☑ 術前に細菌尿を認めない低リスク症例では非投与も考慮する（EL；Ⅲ，RG；C2）。
- ☑ 分離細菌は大腸菌が最も多く，さらに腸球菌，緑膿菌などが分離される（EL;Ⅲ，RG;B）。
- ☑ 予防抗菌薬としてBLI配合ペニシリン系，第１・２世代セファロスポリン系，アミノグリコシド系抗菌薬，またはキノロン系経口抗菌薬を推奨する（EL；Ⅲ，RG；B）。
- ☑ 予防抗菌薬は24時間以内の投与を推奨する（EL；Ⅲ，RG；B）。

1 上部尿路に対する経尿道的検査および手術の特性

上部尿路に対する経尿道的検査および手術としては，診断的尿管鏡検査，逆行性尿路造影検査，尿管腫瘍や尿管狭窄に対する内視鏡的手術，さらには尿管ステント留置や交換などが挙げられる。これらの手術・処置の際には体外から細菌を上部尿路に持ち込む可能性がある。さらに灌流液による腎盂内圧の上昇やガイドワイヤーやその他の器具による尿路上皮の微細な損傷などから，細菌を腎実質内，さらには血管内に侵入させる可能性がある。しかしこれらの尿路に対する侵襲は処置時間，手技の困難度，内視鏡の種類（硬性鏡あるいは軟性鏡，サイズなど）などによって異なる。上部尿路に対する経尿道的検査および手術に対する周術期感染予防を画一的に決定するのは困難と考えられるため，本ガイドラインでは投与期間に関してはある程度幅をもたせることにした。

2 術前処置

術前より尿路感染症が存在する場合は，あらかじめ抗菌薬による治療を行い，尿の無菌化を図っておく（EL；Ⅱ，RG；A）。

3 予防抗菌薬の必要性

上部尿路に対する経尿道的検査および手術時の術後感染予防を検討した報告のほとんどがTULに関連した報告であり，診断的尿管鏡検査，逆行性尿路造影検査（RP），尿管腫瘍や尿管狭窄に対する内視鏡的手術に関するものは稀である[1)]。

Christianoらは，77例の術前尿路感染のない外来内視鏡手術患者を対象に，感染予防薬としてシプロフロキサシン（CPFX）とセファゾリン（CEZ）の比較を行っているが，このなかにステント留置・交換25例，RP 10例，診断的尿管鏡5例が含まれている。また術後の細菌尿の発生率はCPFX群3例8.1%，CEZ群4例10%であったと報告している[2]。Sohnらは TULと診断的尿管鏡検査後の有熱性UTIの発生率およびリスクファクターを検討している。有熱性UTIの発生率はTUL 2.9%，診断的尿管鏡検査5.8%であり，有意に診断的尿管鏡検査のほうが高かった。またリスクファクターは水腎症，術前細菌尿，腎瘻，尿管ステント，尿道カテーテル，術後尿管ステントであったと報告している[3]。MatsumotoらもRP，尿管ステント留置・交換時の尿路感染に関するリスクファクターについての検討を行い，術後感染のリスクファクターは膿尿，水腎症であったと報告している[4]。

一方，尿管ステント留置・交換についてもいくつかの報告がある。Farsiらはステント留置時に予防抗菌薬を使用しなかった237例について検討を行っている[5]。その結果29.9%で細菌尿，67.9%でステントへの細菌のcolonizationを認め，特に女性，長期の留置（1ヵ月未満58.6%，1ヵ月以上74.4%）で頻度が高かったと報告している。ステント留置時に予防抗菌薬を使用していても同様であり，Riedlらは40日後には細菌尿，およびステントへのcolonizationが全例で認められたと報告している[6]。留置期間ごとの頻度も検討されており，Kehindeらは細菌尿が留置期間30日以内で4.2%，90日以上で34%に認められたとしている[7]。同様にLojanapiwatはステントへのcolonizationは4週未満で33%，4～6週で50%，6週以上で54%であったとし，さらに2週以内ではcolonizationを認めなかったとしている[8]。頻度に差は認めるものの留置期間が長期になるほど細菌尿やステントへのcolonizationの頻度が高くなるといえる。

細菌尿およびステントへのcolonizationのリスクファクターとしては長期のカテーテル留置が挙げられる。Kehindeらは細菌尿の頻度について患者背景を検討し，リスクファクターのない症例では3.3%，糖尿病患者では33.3%，慢性腎不全で39.6%，糖尿病性腎症では44.4%であったと報告している[7]。Colonizationは女性で有意に高く，敗血症に至った症例は3.6%であったが，このうちリスクのある女性が77.8%を占めていたと報告している[9]。他の報告では妊娠や悪性疾患などもリスクファクターであったと報告されている[10]。Pazらは緊急でステント留置を行った発熱のない34例のうち処置後に有熱性UTIをきたしたのは56%であり，予定で行った場合の3%より発生率が高かったと報告していることから[11]，緊急でステントを留置した場合には予防抗菌薬の投与が必須と考えられる。

これらの報告をまとめると，上部尿路に対する経尿道的検査および手術時には予防抗菌薬を使用すべきであるとの論調が多いが，対象症例やリスクファクターに関しては確立されたものはなく，まだ検討の余地がある。

AUAガイドラインでは尿管鏡および尿管ステントに関しては全例予防抗菌薬を使用すべきとしている[12]。EAUガイドラインでは診断的尿管鏡検査では高リスクでのみ推奨されているが，尿管ステントに関しては記載はない[13]。

4 予防抗菌薬の投与法（表12）

前項の如く，上部尿路に対する経尿道的検査および手術における予防抗菌薬の必要性に関しては，エビデンスがきわめて少なく結論付けるのは難しく，代表的なガイドラインでも推奨度が異なっているのが現状である。本ガイドラインでは原則全症例について単回または24時間以内の予防抗菌薬投与を推奨するが，リスク（長期の腎瘻，尿管ステントまたは尿道カテーテルの留置，細菌尿，糖尿病，免疫不全など）を有しない症例では非投与も考慮してよい（**EL；Ⅲ，RG；C2**）。

投与期間に関しても明らかなエビデンスはない。JUAガイドライン2006[14]では術後最長

表12．上部尿路に対する経尿道的検査および手術における予防抗菌薬

手術名	抗菌薬	投与期間
上部尿路に対する経尿道的検査および手術	第一選択 BLI配合ペニシリン系* 第１・２世代セファロスポリン系 アミノグリコシド系 第二選択 （経口）キノロン系	単回 または 24時間以内**

＊：ピペラシリン/タゾバクタム（PIPC/TAZ）は除く
＊＊：リスクのない症例では非投与も考慮する

72時間までとしているが，AUAガイドラインでは24時間以内とされているように，不必要に長い投与は避けるべきである。近年は投与期間の短縮が図られており，東郷らのアンケート調査でも単回および術当日投与が最も多くなっている[15]。以上より本ガイドラインは24時間以内の投与を推奨する（**EL；Ⅲ，RG；B**）。

推奨薬剤に関してもエビデンスはないが，分離細菌は大腸菌が最も多く，さらに腸球菌，緑膿菌などが分離されたとする報告が多い[3)－13) 16)－18)]ことより，これらをターゲットとした抗菌薬の選択が妥当である（**EL；Ⅲ，RG；B**）。BLI配合ペニシリン系，第１・２世代セファロスポリン系，アミノグリコシド系抗菌薬，またはキノロン系経口抗菌薬を推奨する（**EL；Ⅲ，RG；B**）。

5 今後の課題

上部尿路に対する経尿道的検査および手術に対する術後感染予防に関する検討は非常に少ない。今回のガイドラインは数少ない文献を参考に本邦での使用状況を考慮して作成したものであり，エビデンスに乏しいものである。従って今後，今回のガイドラインが妥当性のあるものかを検討する必要がある。

文 献

1) Bootsma AM, Laguna Pes MP, Geerlings SE, Goossens A : Antibiotic prophylaxis in urologic procedures : a systematic review. Eur Urol, 54, 1270-86, 2008.
2) Christiano AP, Hollowell CM, Kim H, Kim J, Patel R, Bales GT, Gerber GS : Double-blind randomized comparison of single-dose ciprofloxacin versus intravenous cefazolin in patients undergoing outpatient endourologic surgery. Urology, 55, 182-5, 2000.
3) Sohn DW, Kim SW, Hong CG, Yoon BI, Ha US, Cho YH : Risk factors of infectious complication after ureteroscopic procedures of the upper urinary tract. J Infect Chemother, 19, 1102-8, 2013.
4) Matsumoto M, Shigemura K, Yamamichi F, Tanaka K, Nakano Y, Arakawa S, Fujisawa M : Prevention of infectious complication and its risk factors after urological procedures of the upper urinary tract. Urol Int, 88, 43-7, 2012.
5) Farsi HM, Mosli HA, Al-Zemaity MF, Bahnassy AA, Alvarez M : Bacteriuria and colonization of double-pigtail ureteral stents : long-term experience with 237 patients. J Endourol, 9, 469-72, 1995.
6) Riedl CR, Plas E, Hübner WA, Zimmerl H, Ulrich W, Pflüger H : Bacterial colonization of ureteral stents. Eur Urol, 36, 53-9, 1999.
7) Kehinde EO, Rotimi VO, Al-Awadi KA, Abdul-Halim H, Boland F, Al-Hunayan A, Pazhoor A : Factors predisposing to urinary tract infection after J ureteral stent insertion. J Urol, 167, 1334-7, 2002.
8) Lojanapiwat B : Colonization of internal ureteral stent and bacteriuria. World J Urol, 24, 681-3, 2006.
9) Akay AF, Aflay U, Gedik A, Sahin H, Bircan MK : Risk factors for lower urinary tract infection and bacterial stent colonization in patients with a double J ureteral stent. Int Urol Nephrol, 39, 95-8, 2007.

10) Al-Ghazo MA, Ghalayini IF, Matani YS, El-Radaideh KM, Haddad HI : The risk of bacteriuria and ureteric stent colonization in immune-compromised patients with double J stent insertion. Int Urol Nephrol, 42, 343-7, 2010.
11) Paz A, Amiel GE, Pick N, Moskovitz B, Nativ O, Potasman I : Febrile complications following insertion of 100 double-J ureteral stents. J Endourol, 19, 147-50, 2005.
12) Wolf JS Jr, Bennett CJ, Dmochowski RR, Hollenbeck BK, Pearle MS, Schaeffer AJ ; Urologic Surgery Antimicrobial Prophylaxis Best Practice Policy Panel : Best practice policy statement on urologic surgery antimicrobial prophylaxis. J Urol, 179, 1379-90, 2008.
13) Grabe M (chairman), Bjerklund-Johansen TE, Botto H, Çek M, Naber KG, Pickard RS, Tenke P, Wagenlehner F, Wullt B : Guidelines on Urological Infections. 2013. [http://www.uroweb.org/gls/pdf/18_Urological%20infections_LR.pdf]
14) UTI共同研究会周術期感染予防ガイドライン作成ワーキンググループ：泌尿器科領域における周術期感染予防ガイドライン．日泌尿会誌，97，巻末1-34，2006.
15) 東郷容和，田岡利宜也，山本新吾，桧山佳樹，上原央久，橋本次朗，栗村雄一郎，高橋　聡，塚本泰司，宮崎　淳，西山博之，清田　浩，矢澤　聰，大家基嗣，安田　満，出口　隆，石川清仁，星長清隆，松本　穣，重村克巳，田中一志，荒川創一，藤澤正人，和田耕一郎，上原慎也，渡邉豊彦，公文裕巳，小林加直，松原昭郎，松本正広，庄　武彦，濱砂良一，松本哲朗，速見浩士，山根隆史，中川昌之；UTI共同研究会ガイドラインワーキンググループ：泌尿器科領域における周術期感染症予防抗菌薬の使用状況についてのアンケート調査報告．日泌尿会誌，104，579-88，2013.
16) Joshi R, Singh DR, Sharma S : Lower urinary tract infection and bacterial colonization in patient with double J ureteral stent. J Nepal Health Res Counc, 9, 165-8, 2011.
17) Paick SH, Park HK, Oh SJ, Kim HH : Characteristics of bacterial colonization and urinary tract infection after indwelling of double-J ureteral stent. Urology, 62, 214-7, 2003.
18) Ozgur BC, Ekıcı M, Yuceturk CN, Bayrak O : Bacterial colonization of double J stents and bacteriuria frequency. Kaohsiung J Med Sci, 29, 658-61, 2013.

各論

4 尿路結石症の手術

尿路結石症の手術は，体外衝撃波砕石術（extracorporeal shockwave lithotripsy：ESWL），経皮的腎砕石術（percutaneous nephrolithotripsy：PNL），経尿道的尿管砕石術（transurethral ureterolithotripsy：TUL），腎・腎盂・尿管切石術などが挙げられ，それぞれ手術のアプローチ，術中・術後の細菌の進入経路が異なる。また尿路結石の手術では術前から細菌尿を認めることも少なくなく，その場合術後有熱性UTIをきたす割合が有意に高いという報告もある。予防抗菌薬投与法を決定するにあたり，術式や術前細菌尿の有無を考慮する必要がある。

4-1 体外衝撃波砕石術（ESWL）

Executive summary

- ☑ 細菌尿がなく，リスクファクター（細菌尿，結石サイズ２cm以上，感染結石，内視鏡操作の併用，過去の発熱の既往，繰り返すESWLの施行）のない症例では予防抗菌薬の投与は不要である（EL；Ⅰ，RG；D）。
- ☑ 尿管ステントを留置している場合でもESWL前に細菌尿がない症例では，原則として予防抗菌薬の投与は不要である（EL；Ⅰ，RG；D）。
- ☑ リスクファクターを認める場合には，予防抗菌薬投与が推奨される（EL；Ⅲ，RG；B）。
- ☑ 細菌尿が認められなくても，感染結石と推測される患者においては予防抗菌薬投与が推奨される（EL；Ⅳa，RG；B）。
- ☑ 完全閉塞を生じる可能性の高い２cm以上の結石に関しては，予防抗菌薬の投与が推奨される（EL；Ⅲ，RG；B）。
- ☑ 予防抗菌薬は，BLI配合ペニシリン系，第２・３世代セファロスポリン系，アミノグリコシド系抗菌薬，またはキノロン系，ST合剤の経口抗菌薬の単回投与が推奨される（EL；Ⅳa，RG；B）。

1 予防抗菌薬の必要性

ESWL前に細菌尿がない症例では，ESWL後の細菌尿の発生率は０～13％，症候性UTIの発生率は０～2.6％，菌血症の発生率は０～４％と報告されている[1)-7)]。一方，ESWL前に細菌尿がある症例では，ESWL後の細菌尿の発生率は16～21％，症候性UTIの発生率は7.9～11％，菌血症の発生率は０％と報告されている[1)-7)]。ESWL前に細菌尿がある症例では，ESWL後に細菌尿あるいは症候性UTIが発生する頻度は高い傾向があるが，菌血症の発生率はESWL前に細菌尿がない症例に比べても差がない。

予防抗菌薬投与群とプラセボ投与群/非投

与群を比較した9つのRCTを解析したシステマティックレビュー[8)]では，ESWL前に細菌尿がない症例ではESWL後の有熱性UTIの発生率（RR 0.36, 95%CI 0.07～2.36, p＝0.31），細菌尿の発生率（RR 0.77, 95%CI 0.54～1.11, p＝0.17），UTIの発生率（RR 0.54, 95%CI 0.29～1.01, p＝0.05）で，いずれも有意差はみられなかった。従って，ESWL前に細菌尿がない症例では原則として予防抗菌薬の投与は不要である（**EL；Ⅰ，RG；D**）。

一方，Shigetaらは術前に細菌尿がない症例ではESWL後の有熱性UTI発生率が4％であったのに対し，抗菌薬治療により術前細菌尿を治療してからESWLを行った場合は有熱性UTI発生率が31％と有意に高かったことから，術前の細菌尿は術後有熱性UTIのリスクファクターであると結論付けている（p＜0.01）[9)]。内視鏡操作の併用（p＜0.001），過去の発熱の既往（p＜0.01），繰り返すESWLの施行（p＜0.05）なども有熱性UTIのリスクファクターとして報告されている[10)]。以上より，術前にESWL後の有熱性UTIのリスクファクターを認める症例では予防抗菌薬投与は必須である（**EL；Ⅲ，RG；B**）。

2 結石の大きさ，結石成分，尿管ステントと，ESWL前後の細菌尿との関係

大きな結石（2cm以上），感染結石，尿管ステント留置症例においては，ESWL後の砕石片による尿路閉塞と結石内の細菌がESWL後の腎盂腎炎発生に関係するとされている[10)]。また，一般的な結石におけるESWL後の敗血症発生率は1％未満であったのに対し，サンゴ状結石における敗血症の発生率は2.7％に上昇すると報告されている[11)]。Shigetaらは，結石の大きさが2cm以上で細菌尿を合併している場合，ESWL後の発熱のリスクが高いと報告している[9)]。富永らは尿管の完全閉塞を起こす可能性のある3cm以上の結石に対しては，予防抗菌薬の投与を行ったほうがよいと報告している[12)]。

結石の部位および大きさと細菌尿との関係を調査した報告[13)]では，腎結石において，大きさが0.4～3cmまでの場合は約10％の細菌尿陽性率であったのに対し，大きさ3cm以上の場合は20％と細菌尿陽性率が高くなっていた（p＜0.05）。ただし，尿管結石では部位および大きさと細菌尿陽性率との間に関係性は認められなかった。

結石成分と治療前細菌尿の関係では，リン酸マグネシウムアンモニウム結石（struvite），リン酸カルシウム炭酸カルシウム結石，シュウ酸カルシウムリン酸カルシウム炭酸カルシウム結石においてはESWL治療前の細菌尿陽性率が高く（それぞれ62％，22％，22％），シュウ酸カルシウム結石ではESWL治療前の細菌尿陽性率は4％と比較的低かった[13)]。Dinçelらも，struviteでは他のタイプの結石よりもESWL後の細菌尿のリスクが有意に高かったとし（17.3％ vs. 2.1％），これらの感染結石を有する患者においては，細菌尿が認められなくてもESWL施行時に予防抗菌薬の投与は必要であると結論付けている（**EL；Ⅳa，RG；B**）[3)]。

尿管ステントの有無に関するShenら[14)]によるシステマティックレビューでは，尿管ステントを留置している場合と留置していない場合とでは，ESWL後の発熱に有意差はなかったとしている（RR 0.86, 95%CI 0.40～1.86, p＝0.70）。つまり，ESWL後の有熱性UTIのリスクファクターとして，尿管ステント留置の有無は影響ないものと考えられ，尿管ステントを留置している場合でも術前に細菌尿がない症例では，予防抗菌薬の投与は不要であると考えられる（**EL；Ⅰ，RG；D**）。

3 予防抗菌薬の投与法（表13）

ESWL後の発熱のリスクファクター（細菌尿，内視鏡操作の併用，過去の発熱の既往，繰り返すESWLの施行，感染結石，2cm以上の大きな結石）を認める場合には，予防抗菌薬投与を考慮する。EAUガイドライン[15)]では，第2・3世代セファロスポリン系，BLI

表13．ESWLにおける予防抗菌薬

手術名	リスクファクター	抗菌薬	投与期間
ESWL	術前細菌尿 感染結石 2cm以上 複数回施行歴 内視鏡操作の併用 過去の発熱の既往	BLI配合ペニシリン系* 第2・3世代セファロスポリン系 アミノグリコシド系 （経口）キノロン系，ST合剤	単回
	上記以外不要		

＊：ピペラシリン/タゾバクタム（PIPC/TAZ）は除く

配合ペニシリン系抗菌薬，またはST合剤経口抗菌薬の単回投与が推奨されている。本ガイドラインでも，同様にBLI配合ペニシリン系，第2・3世代セファロスポリン系，アミノグリコシド系抗菌薬，またはキノロン系，ST合剤の経口抗菌薬の単回投与を推奨する（**EL；Ⅳa，RG；B**）。術前尿培養の感受性結果が得られている場合にはそれに従う（**EL；Ⅳa，RG；B**）。

「尿路結石に伴う急性閉塞性腎盂腎炎患者の検討（全国調査報告）」1,465症例の集計結果[16]によると，分離された原因菌は多いものから大腸菌，腸球菌，*P. mirabilis*，肺炎桿菌，緑膿菌であった。尿培養による感受性検査の結果が出る前にESWLを行う必要がある場合には，上記の菌に有効な腎排泄型の抗菌薬としてBLI配合ペニシリン系，第2・3世代セファロスポリン系，キノロン系，あるいはアミノグリコシド系抗菌薬を選択し，可能な限り術前に細菌尿が消失したことを確認してからESWLを行う（**EL；Ⅳb，RG；B**）。

4-2 経皮的腎砕石術（PNL）

Executive summary

- ☑ PNLでは，術後有熱性UTI発生率が高く，全症例において予防抗菌薬投与が推奨される（EL；Ⅲ，RG；B）。
- ☑ 通常予防抗菌薬は単回投与でよいが，水腎症を伴った場合，あるいは2cm以上の大きな結石の場合，術前を含めより長期の抗菌薬投与を考慮する（EL；Ⅲ，RG；B）。
- ☑ 予防抗菌薬は第1・2世代セファロスポリン系，BLI配合ペニシリン系，アミノグリコシド系抗菌薬の投与が妥当と考える（EL；Ⅲ，RG；B）。

1 周術期感染症の発生頻度

PNLにおける術後感染症発生率は3.5〜10%[17)-19)]，周術期予防抗菌薬投与を行わなかった場合，術前尿培養陰性例でも術後細菌尿を35%に認め，有熱性UTIを10%に認めたとする報告がある[17)]。

2 予防抗菌薬の必要性

PNLに対する予防抗菌薬投与の必要性についてのRCTは存在せず，予防抗菌薬投与の有効性または必要性に関するエビデンスは乏しい。唯一術前尿培養陰性例に対して予防抗菌薬投与群と非投与群を比較したところ非投与群において有意に術後有熱性UTIをきたす率が高かったという後ろ向き研究が報告されている[20)]。上述のようにPNLの術後には有熱性UTI発生率が高いことから予防抗菌薬投与は必要と考えられ，通常の尿路開放手術や経尿道的手術に準じ第1・2世代セファロスポリン系，BLI配合ペニシリン系，アミノグリコシド系抗菌薬による予防抗菌薬投与が必要と考えられる（EL；Ⅲ，RG；B）。

3 予防抗菌薬の投与法（表14）

予防抗菌薬としてセフトリアキソン（CTRX）の単回投与と複数日投与を比較した結果，両者に有意差を認めず，単回投与の非劣性を示した前向き無作為比較検討がある[20)]。アンピシリン/スルバクタム（ABPC/SBT）とセフロキシム（CXM）との比較，および予防抗菌薬の単回投与と複数日投与を比較した前向き無作為比較検討では，両者に有意差を認めず，投与日数も単回投与群で術後SIRS発生率は長期投与群と差を認めなかった[22)]。オフロキサシン（OFLX）の単回投与と腎瘻抜去まで投与を続けた場合との比較においても，有熱性UTIをきたす割合はいずれも21%と差を認めなかったと報告されている[18)]。

一方，水腎症を認める，あるいは2cm以上の大きな結石の症例に対して術前に1週間抗菌薬を投与することによって，単回投与に比べ術後SIRS発生率が3分の1に低下したと報告されている[23)]。また，水腎症あるいは2.5cm以上の結石の症例に対して術前に1週間抗菌薬を投与すると，術後の敗血症性ショックの発生率が低下したという前向きRCTも報告されている[24)]。

なお，AUAガイドラインでは至適投与日数は示されていないが[25)]，EAUガイドラインでは低リスク症例では単回投与，上部尿管の大きな結石や腎盂内操作を行う場合，水腎

表14. PNLにおける予防抗菌薬

手術名	リスクファクター	抗菌薬	投与期間
PNL**	2cm以上 水腎症	第1・2世代セファロスポリン系 BLI配合ペニシリン系* アミノグリコシド系	術前から抗菌薬投与
	上記以外	同上	単回

＊：ピペラシリン/タゾバクタム（PIPC/TAZ）は除く
＊＊：感染結石と予想される症例においては，尿培養による薬剤感受性を参考に予防抗菌薬を選択し，術前からの投与および術後より長期の投与を考慮する

症・尿管ステント留置症例・UTIの既往などの高リスク症例では，より長期の抗菌薬投与を考慮することを推奨している[15)]。

以上より通常PNLにおいては単回投与が妥当と考えられるが（**EL；Ⅲ，RG；B**），2cm以上の結石，水腎症などの高リスクの症例では術前を含め，より長期の抗菌薬投与を考慮する（**EL；Ⅲ，RG；B**）。特に，感染結石と予想される症例においては，尿培養による薬剤感受性を参考に予防抗菌薬を選択し，術前からの投与および術後から長期の投与を考慮すべきである。

4-3 経尿道的尿管砕石術（TUL）

Executive summary

- ☑ TULの周術期予防抗菌薬投与に関するエビデンスは少ないが，単回の予防抗菌薬投与が推奨される（EL；Ⅱ，RG；B）。
- ☑ 予防抗菌薬には第１・２世代セファロスポリン系，BLI配合ペニシリン系，アミノグリコシド系抗菌薬を推奨する（EL；Ⅳa，RG；B）。

1 予防抗菌薬の必要性・投与法（表15）

これまでの報告によるとTUL術後感染症発生率は４～11.5％[19)−26)]である。しかしながら結石の位置，大きさにより手術時間や侵襲はかなり異なり，術後感染症発症のリスクも異なると考えると，予防抗菌薬の必要性，至適投与期間に関するエビデンスは十分ではない。

症例数は少ないが，TULにおける予防抗菌薬投与の必要性を検討したRCTでは，予防抗菌薬としてレボフロキサシン（LVFX）単回投与群は非投与群と比較し術後細菌尿の頻度が有意に低下したと報告されている（２％ vs. 13％，p＝0.02）[27)]。セファゾリン（CEZ）単回投与群と非投与群を比較したRCTでも，術後細菌尿の頻度に有意差を認めている（投与群3.5％ vs. 非投与群35％）[28)]。この２つの報告では，ともに術後症候性UTIの頻度には差は認めていない。どちらの報告も症例数が100例程度と少ないことから，これらの報告のみでは予防抗菌薬投与の是非の判断は難しい。Togoらの報告でも，第１・２世代セファロスポリン系，ペニシリン系抗菌薬を単回投与した場合の術後UTI発生率は４％であった[19)]。後ろ向き研究ではあるが，抗菌薬単回投与群と２日間投与群とを比較した報告では，術後有熱性UTIの発生率に有意差がなかったという報告もある[29)]。以上より，TULに対する予防抗菌薬は単回投与を推奨する（EL；Ⅱ，RG；B）。

予防抗菌薬の選択については，これまでの多くの報告や欧米ガイドラインと同様，第１・２世代セファロスポリン系，BLI配合ペニシリン系，アミノグリコシド系抗菌薬が妥当と考える（EL；Ⅳa，RG；B）[16)19)25)]。ただし，感染結石と予想される症例においては，尿培養による薬剤感受性を参考に予防抗菌薬を選択し，術前からの投与および術後から長期の投与を考慮すべきである。

表15．TULにおける予防抗菌薬

手術名	抗菌薬	投与期間
TUL**	第１・２世代セファロスポリン系 BLI配合ペニシリン系* アミノグリコシド系	単回

*：ピペラシリン/タゾバクタム（PIPC/TAZ）は除く

**：感染結石と予想される症例においては，尿培養による薬剤感受性を参考に予防抗菌薬を選択し，術前からの投与および術後より長期の投与を考慮する

文献

1) Charton M, Vallancien G, Veillon B, Prapotnich D, Mombet A, Brisset JM : Use of antibiotics in the conjunction with extracorporeal lithotripsy. Eur Urol, 17, 134-8, 1990.
2) Deliveliotis C, Giftopoulos A, Koutsokalis G, Raptidis G, Kostakopoulos A : The necessity of prophylactic antibiotics during extracorporeal shock wave lithotripsy. Int Urol Nephrol, 29, 517-21, 1997.
3) Dinçel C, Ozdiler E, Ozenci H, Tazici N, Koşar A : Incidence of urinary tract infection in patients without bacteriuria undergoing SWL : comparison of stone types. J Endourol, 12, 1-3, 1998.
4) Kattan S, Husain I, el-Faqih SR, Atassi R : Incidence of bacteremia and bacteriuria in patients with non-infection-related urinary stones undergoing extracorporeal shock wave lithotripsy. J Endourol, 7, 449-51, 1993.
5) Raz R, Zoabi A, Sudarsky M, Shental J : The incidence of urinary tract infection in patients without bacteriuria who underwent extracorporeal shock wave lithotripsy. J Urol, 151, 329-30, 1994.
6) Simon D : Experience with 500 extracorporeal shockwave lithotripsy patients using a low-cost unit : the "Econolith". J Endourol, 9, 215-8, 1995.
7) Yilmaz E, Batislam E, Tuglu D, Kilic D, Basar M, Ozluk O, Basar H : C-reactive protein in early detection of bacteriemia and bacteriuria after extracorporeal shock wave lithotripsy. Eur Urol, 43, 270-4, 2003.
8) Lu Y, Tianyong F, Ping H, Liangren L, Haichao Y, Qiang W : Antibiotic prophylaxis for shock wave lithotripsy in patients with sterile urine before treatment may be unnecessary : a systematic review and meta-analysis. J Urol, 188, 441-8, 2012.
9) Shigeta M, Hayashi M, Igawa M : Fever after extracorporeal shock wave lithotripsy for patients with upper urinary tract calculi associated with bacteriuria before treatment. Eur Urol, 27, 121-3, 1995.
10) Fujita K, Mizuno T, Ushiyama T, Suzuki K, Hadano S, Satoh S, Kambayashi T, Mugiya S, Nakano M : Complicating risk factors for pyelonephritis after extracorporeal shock wave lithotripsy. Int J Urol, 7, 224-30, 2000.
11) Skolarikos A, Alivizatos G, de la Rosette J : Extracorporeal shock wave lithotripsy 25 years later : complications and their prevention. Eur Urol, 50, 981-90, 2006.
12) 富永登志，富田京一，柴本賢秀，木村　明，原　徹，東原英二，岸　洋一，梅田　隆，岩動孝一郎，新島端夫：体外衝撃波腎砕石術の術後尿路感染症についての検討．日泌尿会誌，78，1240-5，1987.
13) 繁田正信，山崎彰彦，林　睦雄：ESWL治療を行った上部尿路結石症の臨床的検討：治療前の細菌尿との関係について．日泌尿会誌，84，866-72，1993.
14) Shen P, Jiang M, Yang J, Li X, Li Y, Wei W, Dai Y, Zeng H, Wang J : Use of ureteral stent in extracorporeal shock wave lithotripsy for upper urinary calculi : a systematic review and meta-analysis. J Urol, 186, 1328-35, 2011.
15) Grabe M (chairman), Bjerklund-Johansen TE, Botto H, Çek M, Naber KG, Pickard RS, Tenke P, Wagenlehner F, Wullt B : Guidelines on Urological Infections. 76-90, 2013. [http://www.uroweb.org/gls/pdf/18_Urological%20infections_LR.pdf]
16) 濱砂良一：尿路結石症による急性腎盂腎炎．日本泌尿器科学会，2012年卒後教育プログラムテキスト，17，140-4，2011.
17) Charton M, Vallancien G, Veillon B. Brisset JM : Urinary tract infection in percutaneous surgery for renal calculi. J Urol, 135, 15-7, 1986.
18) Doğan HS, Sahin A, Cetinkaya Y, Akdoğan B, Ozden E, Kendi S : Antibiotic prophylaxis in percutaneous nephrolithotomy : prospective study in 81 patients. J Endourol, 16, 649-53, 2002.
19) Togo Y, Tanaka S, Kanematsu A, Ogawa O, Miyazato M, Saito H, Arai Y, Hoshi A, Terachi T, Fukui K, Kinoshita H, Matsuda T, Yamashita M, Kakehi Y, Tsuchihashi K, Sasaki M, Ishitoya S, Onishi H, Takahashi A, Ogura K, Mishina M, Okuno H, Oida T, Horii Y, Hamada A, Okasyo K, Okumura K, Iwamura H, Nishimura K, Manabe Y, Hashimura T, Horikoshi M, Mishima T, Okada T, Sumiyoshi T, Kawakita M, Kanamaru S, Ito N, Aoki D, Kawaguchi R, Yamada Y, Kokura K, Nagai J, Kondoh N, Kajio K, Yoshimoto T, Yamamoto S : Antimicrobial prophylaxis to prevent perioperative infection in urological surgery : a multicenter study. J Infect Chemother, 19, 1093-101, 2013.
20) Gravas S, Montanari E, Geavlete P, Onal B, Skolarikos A, Pearle M, Sun YH, de la Rosette J : Postoperative infection rates in low risk patients undergoing percutaneous nephrolithotomy with and without antibiotic prophylaxis : a matched case control study. J Urol, 188, 843-7, 2012.
21) Tuzel E, Aktepe OC, Akdogan B : Prospective comparative study of two protocols of antibiotic

prophylaxis in percutaneous nephrolithotomy. J Endourol, 27, 172-6, 2013.
22) Seyrek M, Binbay M, Yuruk E, Akman T, Aslan R, Yazici O, Berberoglu Y, Muslumanoglu AY : Perioperative prophylaxis for percutaneous nephrolithotomy : randomized study concerning the drug and dosage. J Endourol, 26, 1431-6, 2012.
23) Mariappan P, Smith G, Moussa S, Tolley D : One week of ciprofloxacin before percutaneous nephrolithotomy significantly reduces upper tract infection and urosepsis : a prospective controlled study. BJU Int, 98, 1075-9, 2006.
24) Bag S, Kumar S, Taneja N, Sharma V, Mandal AK, Singh SK : One week of nitrofurantoin before percutaneous nephrolithotomy significantly reduces upper tract infection and urosepsis : a prospective controlled study. Urology, 77, 45-9, 2011.
25) Wolf JS Jr, Bennett CJ, Dmochowski RR, Hollenbeck BK, Pearle MS, Schaeffer AJ ; Urologic Surgery Antimicrobial Prophylaxis Best Practice Policy Panel : Best practice policy statement on urologic surgery antimicrobial prophylaxis. J Urol, 179, 1379-90, 2008.
26) Hendrikx AJ, Strijbos WE, de Knijff DW, Kums JJ, Doesburg WH, Lemmens WA : Treatment for extended-mid and distal ureteral stones : SWL or ureteroscopy? Results of a multicenter study. J Endourol, 13, 727-33, 1999.
27) Knopf HJ, Graff HJ, Schulze H : Perioperative antibiotic prophylaxis in ureteroscopic stone removal. Eur Urol, 44, 115-8, 2003.
28) Aghamir SM, Hamidi M, Salavati A, Mohammadi A, Farahmand H, Meysamie AP, Ghorbani B : Is antibiotic prophylaxis necessary in patients undergoing ureterolithotripsy? Acta Med Iran, 49, 513-6, 2011.
29) Takahashi S, Takeyama K, Miyamoto S, Tanuma Y, Takagi Y : Surgical antimicrobial prophylaxis in transurethral ureterolithotripsy. J Infect Chemother, 11, 239-43, 2005.

各論

5 膀胱尿道鏡検査

Executive summary

- ☑ リスクファクター*がなければ，予防抗菌薬投与は不要である（EL；I，RG；D）。
- ☑ リスクファクター*があれば，予防抗菌薬投与が推奨される（EL；I，RG；A）。検査前の単回投与が原則である（EL；I，RG；B）。
- ☑ 細菌尿陽性例や尿路感染症がある場合は，検査施行前に抗菌薬投与により尿の無菌化を図る（EL；Ⅲ，RG；A）。

＊：リスクファクターについては**表16**（p.54）参照

1 感染症発症頻度

膀胱尿道鏡検査は，泌尿器科の日常診療において重要な検査法である。本検査は低頻度ではあるが尿路感染症および菌血症を発症し，特に検査前に細菌尿がある場合には，菌血症が17％に発症するという報告がある[1)]。細菌尿のある症例ではあらかじめ感受性を有する抗菌薬を投与し，尿の無菌化を図った後に膀胱鏡を行うことが望ましい[2) 3)]（EL；Ⅲ，RG；A）。近年，外来における検査では軟性鏡が主流であるが，感染症の発生頻度について硬性鏡と軟性鏡との直接比較を行った論文はない。

2 臨床における実態調査

2011年に実施された本邦の専門医制度基幹教育施設における予防抗菌薬使用状況のアンケート調査報告では，JUAガイドライン2006の遵守率は42.2％と低い結果であった。軟性鏡において硬性鏡と比べ，抗菌薬を投与しない施設がやや多い傾向にあったが，いずれの操作においても半数以上が抗菌薬を投与しており，投与期間においても約半数の施設が2日間以上の投与を行っていた[4)]。ちなみに，2004年の本邦のアンケート調査結果では，検査施行後の抗菌薬投与が69％を占めていた。

3 予防抗菌薬の必要性（表16）

表16に膀胱尿道鏡検査の感染リスクファクターを示す。リスクファクターを伴わない低リスク症例では予防抗菌薬投与は不要である（EL；I，RG；D）。AUAのadvisory statement[5)]，EAUのガイドライン[6)]では，いずれも低リスク症例での膀胱尿道鏡検査における予防抗菌薬投与は不要と結論付けられている。また，2008年のEAUのレビュー[7)]，2013年のRCT（138例）[8)]や2014年の大規模症例報告（2,010例）[9)]においても同様に低リスク症例では予防抗菌薬投与は不要であり，リスクファクターがある場合にのみ予防抗菌薬投与が推奨されている（EL；I，RG；A）。

4 予防抗菌薬の投与法（表17）

表17に示すようなキノロン系経口抗菌薬

表16．膀胱尿道鏡検査の感染リスクファクター

Ⅰ．診断的膀胱尿道鏡が高リスクとなる症例
無症候性細菌尿 尿道カテーテル・尿管ステント留置 間欠導尿 尿閉 最近の尿路感染症
Ⅱ．菌血症発症後の合併症発症のおそれが高い症例
細菌性心内膜炎発症のリスクが高い心疾患 人工関節置換術後２年以内

表17．膀胱尿道鏡検査における予防抗菌薬（リスクファクターのある症例のみ）

検査名	抗菌薬	投与期間
膀胱尿道鏡検査	第一選択 （経口）キノロン系 アミノグリコシド系 第二選択 第１・２世代セファロスポリン系 BLI配合ペニシリン系*	単回投与 または 72時間以内**

＊：ピペラシリン/タゾバクタム（PIPC/TAZ）は除く
＊＊：高リスク症例では複数回投与

（レボフロキサシン（LVFX），ノルフロキサシン（NFLX））（EL；Ⅱ，RG；B）の１時間前投与あるいはアミノグリコシド系抗菌薬（ゲンタマイシン（GM）（EL；Ⅰ，RG；B），イセパシン（ISP）（EL；Ⅲ，RG；B））の筋肉内投与のいずれも，検査前の単回投与が推奨される（EL；Ⅰ，RG；B）。しかし，上記薬剤が使用できない場合には，第１・２世代セファロスポリン系，BLI配合ペニシリン系などを投与する。高リスク群では菌血症に移行する可能性を考慮し，72時間以内の複数回投与も考慮する（EL；Ⅲ，RG；C）。

文 献

1) Sullivan NM, Sutter VL, Mims MM, Marsh VH, Finegold SM : Clinical aspects of bacteremia after manipulation of the genitourinary tract. J Infect Dis, 127, 49-55, 1973.
2) Quintiliani R, Klimek J, Cunha BA, Maderzo EG : Bacteraemia after manipulation of the urinary tract. The importance of pre-existing urinary tract disease and compromised host defences. Postgrad Med J, 54, 668-71, 1978.
3) Bavetta S, Olsha O, Fenely J : Spreading sepsis by cystoscopy. Postgrad Med J, 66, 734-5, 1990.
4) 東郷容和，田岡利宜也，山本新吾，桧山佳樹，上原央久，橋本次朗，栗村雄一郎，高橋　聡，塚本泰司，宮崎　淳，西山博之，清田　浩，矢澤　聰，大家基嗣，安田　満，出口　隆，石川清仁，星長清隆，松本　穣，重村克巳，田中一志，荒川創一，藤澤正人，和田耕一郎，上原慎也，渡邉豊彦，公文裕巳，小林加直，松原昭郎，松本正広，庄　武彦，濱砂良一，松本哲朗，速見浩士，山根隆史，中川昌之，UTI共同研究会ガイドラインワーキンググループ：泌尿器科領域における周術期感染症予防抗菌薬の使用状況についてのアンケート調査報告．日泌尿会誌，104，579-88，2013.
5) American Urological Association ; American Academy of Orthopaedic Surgeons : Antibiotic prophylaxis for urological patients with total joint replacements. J Urol. 169, 1796-7, 2003.
6) Grabe M (chairman), Bjerklund-Johansen TE, Botto H, Çek M, Naber KG, Pickard RS, Tenke P,

Wagenlehner F, Wullt B : Guidelines on Urological Infections. 2013. [http://www.uroweb.org/gls/pdf/18_Urological%20infections_LR.pdf]
7) Bootsma AM, Laguna Pes MP, Geerlings SE, Goossens A : Antibiotic prophylaxis in urologic procedures : a systematic review. Eur Urol, 54, 1270-86, 2008.
8) García-Perdomo HA, López H, Carbonell J, Castillo D, Cataño JG, Serón P : Efficacy of antibiotic prophylaxis in patients undergoing cystoscopy : a randomized clinical trial. World J Urol, 31, 1433-9, 2013.
9) Herr HW : Should antibiotics be given prior to outpatient cystoscopy? A plea to urologists to practice antibiotic stewardship. Eur Urol, 65, 839-42, 2014.

各論 6 TVM・TVT/TOT，陰茎プロステーシス

6-1 TVM・TVT/TOT

Executive summary

- ☑ TVM手術は本邦において2005年に導入され急速に広まったが，米国からの重篤な合併症の報告も散見される。
- ☑ 本ガイドラインでは，予防抗菌薬として第1・2世代セファロスポリン系抗菌薬または，アミノグリコシド系抗菌薬＋メトロニダゾール（またはクリンダマイシン）の24時間以内の投与を推奨する（EL；Ⅳb，RG；C1）。

現在までにTVM・TVT/TOT手術に関する予防抗菌薬投与の有用性を検証するRCTは報告されていない。2012年のAUAガイドライン[1]では“Vaginal surgery（尿道スリング手術を含む）”の項目が設けられており24時間以内の抗菌薬投与が推奨されてはいるが，その根拠となるエビデンスは乏しい。2013年のEAUガイドライン[2]には本治療に関する記載はない。

6-1-A TVM

1 Tension-free vaginal mesh（TVM）手術の特性

TVM手術は骨盤臓器脱に対する根治的治療の1つで，ポリプロピレンのメッシュを用いて下垂した臓器を支持する治療法である。2000年にフランスで開発され，本邦においても2005年にソフトタイプのポリプロピレンメッシュが導入され2010年，保険収載された。メッシュ手術の良好な手術成績が明らかになるとともにTVM手術は急速に広まっていった。しかし，病態や手術理論の理解が不十分で技術的に未熟な術者が手術を行うことにより，米国を中心に重篤な合併症の報告も散見されるようになった。FDA（Food and Drug Administration）は2008年に経腟的メッシュ手術に対して安全性通知を発表し[3]，2011年に経腟的メッシュ手術に対して警告を発表している[4]。

2 予防抗菌薬の必要性

1989年，尿道固定術を施行した26例を対象としたBhatiaらによる前向き比較試験[5]では，予防抗菌薬投与群において術後の有熱性UTI発生率の有意な低下と，入院期間の有意な短縮が認められた。1980年の腟式子宮全摘除術に関するメタアナリシス[6]でも，予防抗菌薬投与群において有意なSSI発生率の低下が認められ，予防抗菌薬投与を支持する根拠となっている。上記の術式とTVM手術を同等には扱えないとはいえ，腟式の手術であるという点と，メッシュという人工物を挿入す

るSSI発生リスクの高い手術であるという点から，予防抗菌薬投与は推奨される。2012年のAUAガイドライン[1)]でも全例において予防抗菌薬投与を推奨するとされている。本邦でのTVM手術の周術期管理に関する全国調査におけるSSI発生率は0.9％（86例/9,323例）であったが，全症例で予防抗菌薬投与が施行されていた。以上より，TVM手術において予防抗菌薬投与は推奨される（**EL；Ⅳb，RG；C1**）。

3 予防抗菌薬の投与法（表18）

1989年のBhatiaらによる前向き比較試験[5)]で使用された抗菌薬はセファゾリン（CEZ）1gの静脈内投与であった。皮膚切開部位付近の常在細菌（グラム陰性菌，腸球菌，B群レンサ球菌，嫌気性菌など）の汚染から防御することを考え，2012年のAUAガイドライン[1)]では，術前に抗菌薬投与にて尿の無菌化を図ったうえで予防投与を行うこと，使用抗菌薬は第一選択として第1・2世代セファロスポリン系抗菌薬またはアミノグリコシド系抗菌薬＋メトロニダゾール（MNZ）（またはクリンダマイシン（CLDM）），第二選択としてアンピシリン/スルバクタム（ABPC/SBT）またはキノロン系経口抗菌薬が推奨されている。

抗菌薬投与期間に関しては，2005年の膣式子宮全摘除術を施行した156人を対象としたRCT[7)]で，24時間以内と24時間以上の抗菌薬投与群では，SSI発生率に有意差を認めなかったことが主な根拠となっている。整形外科領域の人工関節置換術においても，24時間以内の予防抗菌薬投与が推奨されていることは参考にすべきエビデンスであるが[8)9)]，TVM手術における予防抗菌薬投与の至適投与期間に関しての直接的なエビデンスはなく，今後エビデンスの蓄積が期待される。

日本骨盤臓器脱手術学会の協力を得て施行された本邦におけるTVM手術の周術期管理に関する全国調査においては，使用抗菌薬は第1世代セファロスポリン系58施設（43％），第2世代セファロスポリン系57施設（42％），第3世代セファロスポリン系5施設（3.7％），第4世代セファロスポリン系1施設（0.7％），キノロン系3施設（2.2％）と第1・2世代セファロスポリン系が全体の85％を占めていた。抗菌薬の投与期間は単回〜1日が16施設（12％），2日間が20施設（15％），3日間以上は87施設（64％）であった。この後ろ向きの解析では第1世代セファロスポリン系抗菌薬の使用により，その他の抗菌薬に比較して有意にSSI発生率が低く，また投与期間においては1日投与がそれ以上の日数よりもSSI発生率が低い傾向にあった。以上より，本ガイドラインでは第1・2世代セファロスポリン系抗菌薬を推奨し，至適投与期間も24時間以内を推奨する（**EL；Ⅳb，RG；C1**）。

4 術前処置

基本的な前処置は一般手術と同様で，入院前の患者リスクファクターの評価と治療介入，そして手術時の無菌操作の遵守や術創の消毒といった基本的事項が重要となる。本邦での全国調査では，剃毛施行群と消化管処置施行群が，それぞれの非施行群と比較してSSI発生率が高い傾向にあった。

6-1-B TVT/TOT

1 Tension-free vaginal tape (TVT) /transobturator tape (TOT) 手術の特性

TVT/TOT手術は，腹圧性尿失禁に対する根治的治療の1つで，ともにポリプロピレンのメッシュを用いて尿道を支持する治療法である。現在腹圧性尿失禁に対する手術治療のなかで最も広く行われている中部尿道スリング手術である。

2 予防抗菌薬の必要性

TVT/TOT手術に関する予防抗菌薬投与の必要性に焦点を当てたRCTは認めなかった。Ghezziらは2007年TVT手術を施行した114例を対象に，予防抗菌薬投与の有無と術後の尿培養陽性率およびUTIの発生率を比較検討した[10]。予防抗菌薬投与を施行した54例では術後細菌尿およびUTIを認めなかったのに対し，抗菌薬非投与であった60例のうち細菌尿を14例（23.3％），UTIを10例（16.7％）に認め，有意差を認めたと報告している[10]。2012年のAUAガイドライン[1]では，全例において予防抗菌薬投与を推奨するとしている。本邦におけるTVT/TOT手術の周術期管理に関する全国調査では，SSI発生率は0.22％（6例/2,672例）で，全施設で予防抗菌薬投与が施行されていた。TVT/TOT手術においてもTVM手術と同様に尿道固定術や膣式子宮全摘除術に関するエビデンスを参考に，同じ会陰部の術野であるという点とメッシュという人工物を挿入する比較的SSIリスクの高い手術であるという点から，予防抗菌薬投与を推奨する（**EL；Ⅳa，RG；B**）。

3 予防抗菌薬の投与法（表18）

TVT/TOT手術に関する予防抗菌薬の投与法に焦点を当てたRCTは認めなかったが，術後のUTIを検討した前向き研究と後ろ向き研究を1件ずつ認めた。Ingberらは，中部尿道スリング手術を施行した101例を対象とした前向き研究で，AUA' s Best Practice Statement[11]に従いセファゾリン（CEZ）1gの単回投与を施行したところ，術後のUTIの発生率は5.9％であり，諸家の報告と比較しても遜色のない安全性であったと報告している[12]。Swartzらは，中部尿道スリング手術を施行した219例を対象とした後ろ向き研究で，予防抗菌薬（セファゾリン（CEZ），アンピシリン（ABPC），またはゲンタマイシン（GM））の単回投与群（116例）と3日間投与群（103例）とで比較したところ，術後のUTI発生率に有意差を認めなかった（9.5％ vs. 6.8％）と報告している[13]。

2012年のAUAガイドライン[1]ではTVM手術と同様である。皮膚切開部位付近の常在細

表18．TVM・TVT/TOT手術における予防抗菌薬

手術名	抗菌薬*	投与期間
TVM手術	第1・2世代セファロスポリン系 または アミノグリコシド系＋メトロニダゾール（またはクリンダマイシン）	24時間以内
TVT/TOT手術	第1・2世代セファロスポリン系 または アミノグリコシド系＋メトロニダゾール（またはクリンダマイシン）	24時間以内

＊：術前に細菌尿を認める症例では，術前に抗菌薬投与にて尿の無菌化を図ったうえで適当な抗菌薬を使用する

菌（グラム陰性菌，腸球菌，B群レンサ球菌，嫌気性菌など）の汚染から防御することを考え，第1・2世代セファロスポリン系，アミノグリコシド系，メトロニダゾール（MNZ），BLI配合ペニシリン系抗菌薬などが推奨されている。

本邦におけるTVT/TOT手術の周術期管理に関する全国調査では，使用抗菌薬は第1世代セファロスポリン系41施設（30%），第2世代セファロスポリン系32施設（24%），第3世代セファロスポリン系1施設（0.7%），第4世代セファロスポリン系1施設（0.7%），キノロン系3施設（2.2%）と第1・2世代セファロスポリン系抗菌薬を予防投与している施設が大半を占めていた。抗菌薬投与期間は単回〜1日が13施設（17%），2日間が14施設（10%），3日間以上は49施設（37%）であった。この後ろ向き解析ではSSI発生率は2,672例中6例（0.2%）のみであった。

以上より，本ガイドラインでは第1・2世代セファロスポリン系抗菌薬または，アミノグリコシド系抗菌薬＋メトロニダゾール（MNZ）（またはクリンダマイシン（CLDM））を推奨し，投与期間は24時間以内を推奨する（**EL；Ⅳb，RG；C1**）。

文献

1) American Urological Association (AUA) : Best Practice Policy Statement on Urologic Surgery Antimicrobial Prophylaxis (2008). Reviewed and validity confirmed 2012, Updated January 2014. [https://www.auanet.org/education/guidelines/antimicrobial-prophylaxis.cfm]
2) Grabe M (chairman), Bjerklund-Johansen TE, Botto H, Çek M, Naber KG, Pickard RS, Tenke P, Wagenlehner F, Wullt B : Guidelines on Urological Infections. 2013. [http://www.uroweb.org/gls/pdf/18_Urological%20infections_LR.pdf]
3) FDA Public Health Notification : Serious Complications Associated with Transvaginal Placement of Surgical Mesh in Repair of Pelvic Organ Prolapse and Stress Urinary Incontinence. 2008. [http://www.fda.gov/medicaldevices/safety/alertsandnotices/publichealthnotifications/ucm061976.htm]
4) FDA Safety Communication : UPDATE on Serious Complications Associated with Transvaginal Placement of Surgical Mesh for Pelvic Organ Prolapse. 2011. [http://www.fda.gov/MedicalDevices/Safety/AlertsandNotices/ucm262435.htm]
5) Bhatia NN, Karram MM, Bergman A : Role of antibiotic prophylaxis in retropubic surgery for stress urinary incontinence. Obstet Gynecol, 74, 637-9, 1989.
6) Duff P, Park RC : Antibiotic prophylaxis in vaginal hysterectomy : a review. Obstet Gynecol, 55, 193S-202S, 1980.
7) Chang WC, Hung YC, Li TC, Yang TC, Chen HY, Lin CC : Short course of prophylactic antibiotics in laparoscopically assisted vaginal hysterectomy. J Reprod Med, 50, 524-8, 2005.
8) Southwell-Keely JP, Russo RR, March L, Cumming R, Cameron I, Brnabic AJ : Antibiotic prophylaxis in hip fracture surgery : a metaanalysis. Clin Orthop Relat Res, 179-84, 2004.
9) Bratzler DW, Houck PM ; Surgical Infection Prevention Guideline Writers Workgroup : Antimicrobial prophylaxis for surgery : an advisory statement from the National Surgical Infection Prevention Project. Am J Surg, 189, 395-404, 2005.
10) Ghezzi F, Serati M, Cromi A, Uccella S, Salvatore S, Bolis P : Prophylactic single-dose prulifloxacin for catheter-associated urinary tract infection after tension-free vaginal tape procedure. Int Urogynecol J Pelvic Floor Dysfunct, 18, 753-7, 2007.
11) Wolf JS Jr, Bennett CJ, Dmochowski RR, Hollenbeck BK, Pearle MS, Schaeffer AJ ; Urologic Surgery Antimicrobial Prophylaxis Best Practice Policy Panel : Best practice policy statement on urologic surgery antimicrobial prophylaxis. J Urol, 179, 1379-90, 2008.
12) Ingber MS, Vasavada SP, Firoozi F, Goldman HB : Incidence of perioperative urinary tract infection after single-dose antibiotic therapy for midurethal slings. Urology, 76, 830-4, 2010.
13) Swartz M, Ching C, Gill B, Li J, Rackley R, Vasavada S, Goldman HB : Risk of infection after midurethral synthetic sling surgery : are postoperative antibiotics necessary? Urology, 75, 1305-8, 2010.

6-2 陰茎プロステーシス

Executive summary

- ☑ 2012年のAUAガイドラインでは，第一選択として第1・2世代セファロスポリン系＋アミノグリコシド系抗菌薬，第二選択としてBLI配合ペニシリン系抗菌薬が推奨されている。
- ☑ 長期間の予防抗菌薬投与が優れているというエビデンスはなく，24時間以内の使用が適切と考えられる。
- ☑ 本邦における症例の集積は非常に少なく，現時点ではAUAガイドラインに準拠する（**EL；Ⅵ，RG；C1**）。

1 陰茎プロステーシス手術の特性

陰茎プロステーシス手術は，勃起不全（erectile dysfunction：ED）に対する治療の1つで，プロステーシスを手術によって陰茎海綿体内に埋め込む治療法である。侵襲的かつ不可逆的な治療法であり，ED診療ガイドライン上での推奨は，非侵襲的かつ可逆的な他の治療法が失敗に終わった器質的ED患者にのみ実施されるべきである[1)]とされている。現在までに陰茎プロステーシス手術に関する予防抗菌薬投与の有用性を検証するRCTは報告されていない。2012年のAUAガイドライン[2)]，2013年のEAUガイドライン[3)]においても予防抗菌薬投与が推奨されているが，その根拠となるエビデンスは十分ではない。

2 予防抗菌薬の必要性

陰茎プロステーシス手術における予防抗菌薬投与の必要性に焦点を当てた報告は認めなかった。2012年のAUAガイドライン[2)]では予防抗菌薬投与を推奨するとしているが，この推奨は鼠径ヘルニアに対するメッシュプラグ法に関するメタアナリシス[4)]と，股関節骨折手術のメタアナリシス[5)]が根拠となっている。陰茎プロステーシス手術は人工物の手術であり，皮膚炎やUTIのある状態で手術するべきではない。術前に細菌尿が認められる場合には，術野の細菌尿による汚染を予防する目的で術前抗菌薬を使用するべきであると考えられる。感染結石などの存在で尿路を無菌化できない場合にも，細菌数を減少させるために使用すべきである（**EL；Ⅵ，RG；C1**）。インフレータブルタイプのプロステーシスでは，リファンピシン（RFP）やミノサイクリン（MINO）などの抗菌薬や親水性コーティングしたプロステーシスの使用でSSI発生率の低下が報告されている[6)－8)]（**EL；Ⅰ，RG；B**）。

3 予防抗菌薬の投与法（表19）

人工物であるプロステーシスのバイオフィルム感染のリスクを考え，予防抗菌薬投与が長期間になりがちであるが，長期間投与が優れているというエビデンスはない。同じ人工物手術である股関節骨折手術では，24時間以内に予防抗菌薬を中止すべきであると指摘されている[9)]ことから，抗菌薬の長期投与は控えるべきであり，24時間以内の使用が推奨される。2012年のAUAガイドライン[2)]では，第一選択として第1・2世代セファロスポリン系＋アミノグリコシド系抗菌薬またはバンコマイシン，第二選択としてBLI配合ペニシリン系抗菌薬が推奨されている。

鼠径ヘルニアに対するメッシュプラグ法[4)]

表19. 陰茎プロステーシス手術における予防抗菌薬

手術名	抗菌薬**	投与期間
陰茎プロステーシス手術	第一選択 第1・2世代セファロスポリン系＋アミノグリコシド系 第二選択 BLI配合ペニシリン系*	24時間以内

＊：ピペラシリン/タゾバクタム（PIPC/TAZ）は除く
＊＊：術前に細菌尿を認める症例では，術前に抗菌薬投与にて尿の無菌化を図ったうえで適当な抗菌薬を使用する

や股関節骨折手術においても，予防抗菌薬投与の有用性に関するエビデンスが蓄積され[5]，コンセンサスが得られている。また24時間以内の予防抗菌薬投与が推奨されていることは参考にすべきエビデンスであるが[5)9]，陰茎プロステーシス手術における予防抗菌薬投与の至適投与期間に関しては直接的なエビデンスがなく，今後のエビデンスの蓄積が期待される。

本邦における症例の集積は非常に少ないため，現時点ではAUAガイドラインに準拠する。予防抗菌薬は第1・2世代セファロスポリン系＋アミノグリコシド系抗菌薬を，投与期間は24時間以内を推奨する（**EL；Ⅵ，RG；C1**）。βラクタム系抗菌薬にアレルギーを有する場合やMRSAが分離される場合を除き，バンコマイシンは可能な限り使用すべきでない（**EL；Ⅵ，RG；C2**）。

文献

1) 日本性機能学会，ED診療ガイドライン2012年版作成委員会：ED診療ガイドライン2012年版.
2) American Urological Association (AUA) : Best Practice Policy Statement on Urologic Surgery Antimicrobial Prophylaxis (2008). Reviewed and validity confirmed 2012, Updated January 2014. [https://www.auanet.org/education/guidelines/antimicrobial-prophylaxis.cfm]
3) Grabe M (chairman), Bjerklund-Johansen TE, Botto H, Çek M, Naber KG, Pickard RS, Tenke P, Wagenlehner F, Wullt B : Guidelines on Urological Infections. 2013. [http://www.uroweb.org/gls/pdf/18_Urological%20infections_LR.pdf]
4) Sanabria A, Dominguez LC, Valdivieso E, Gomez G : Prophylactic antibiotics for mesh inguinal hernioplasty : a meta-analysis. Ann Surg, 245, 392-6, 2007.
5) Southwell-Keely JP, Russo RR, March L, Cumming R, Cameron I, Brnabic AJ : Antibiotic prophylaxis in hip fracture surgery : a metaanalysis. Clin Orthop Relat Res, 179-84, 2004.
6) Abouassaly R, Angermeier KW, Montague DK : Risk of infection with an antibiotic coated penile prosthesis at device replacement for mechanical failure. J Urol, 176, 2471-3, 2006.
7) Mandava SH, Serefoglu EC, Freier MT, Wilson SK, Hellstrom WJ : Infection retardant coated inflatable penile prostheses decrease the incidence of infection : a systematic review and meta-analysis. J Urol, 188, 1855-60, 2012.
8) Mulcahy JJ, Carson CC 3rd : Long-term infection rates in diabetic patients implanted with antibiotic-impregnated versus nonimpregnated inflatable penile prostheses : 7-year outcomes. Eur Urol, 60, 167-72, 2011.
9) Bratzler DW, Houck PM ; Surgical Infection Prevention Guideline Writers Workgroup : Antimicrobial prophylaxis for surgery : an advisory statement from the National Surgical Infection Prevention Project. Am J Surg, 189, 395-404, 2005.

各論 7 前立腺小線源療法

Executive summary

☑ 前立腺小線源療法の予防抗菌薬は第１世代セファロスポリン系，BLI配合ペニシリン系あるいはキノロン系経口抗菌薬の単回投与が推奨される（EL；Ⅳa，RG；C1）。

☑ 剃毛と術前の尿路感染症が周術期感染症のリスクファクターである。不必要な剃毛は避けるとともに（EL；Ⅳa，RG；C2），術前に細菌尿の無菌化が必須である（EL；Ⅳa，RG；C1）。

1 前立腺小線源療法の特性

前立腺小線源療法は，放射性ヨード（I^{125}）が密封されたチタン製のカプセルを経会陰的に前立腺内へ埋め込む治療法である。本邦では2003年に認可されて以降，その施行施設および患者は年々増加傾向にある[1]。現在までに予防抗菌薬の有用性を検証するRCTは報告されておらず，エビデンスは不足している。2014年に更新されたAUAガイドライン[2]では予防抗菌薬の必要性は不明と記されており，2014年のEAUガイドライン[3]に本治療に関する記載はない。

2 予防抗菌薬投与の必要性

予防抗菌薬を投与しない場合，114例中２例（1.8％）で有熱性UTIを生じたという報告[4]がある。また，術後の精巣上体炎の有無を評価項目とした研究では，予防抗菌薬を投与しなかった259例のうち４例（1.5％）で発症が認められたのに対し，投与した対照群においては258例中１例（0.4％）にのみ確認されている[5]。いずれの報告も本治療における予防抗菌薬の有用性が限定的であることを示唆している。

本邦における多施設共同後ろ向き研究[6]においては，予防抗菌薬は全施設で使用され，その周術期感染症は826例中６例（0.73％）に認められた。以上より，本治療に対する予防抗菌薬投与のコンセンサスが本邦である程度得られていること，明確なエビデンスはないものの予防抗菌薬投与で周術期感染率が１％未満に抑えられていることを勘案すると，前立腺小線源療法時の予防抗菌薬は有用であると考える（EL；Ⅳa，RG；C1）。

3 予防抗菌薬の投与法（表20）

使用する抗菌薬は，穿刺する皮膚の常在細菌の汚染から防御することを考え，第１世代セファロスポリン系[6)7)]またはBLI配合ペニシリン系[6]を基本とするべきである。前立腺組織への薬剤移行性が良好で前立腺生検において推奨[2)3)]されているキノロン系経口抗菌薬[6)8)]も代替候補となる（EL；Ⅳa，RG；C1）。

本治療に対する抗菌薬使用法の検討は分析疫学的研究のみであるが，いずれの報告においても単回投与の有用性が示されている[6]。たとえば，セファゾリン（CEZ）を経静脈的に単回投与し，125例のうち１例にのみ尿路感染症が確認された報告[7]のほか，84例に経静脈的にパズフロキサシン（PZFX）を単回投与し，周術期感染症を認めなかった報告[8]な

表20．前立腺小線源療法における予防抗菌薬

手術名	抗菌薬**	投与期間
前立腺小線源療法 (brachytherapy)	第一選択 第１世代セファロスポリン系 BLI配合ペニシリン系* 第二選択 （経口）キノロン系	単回

*：ピペラシリン/タゾバクタム（PIPC/TAZ）は除く
**：術前に細菌尿を認める症例では，術前に抗菌薬投与にて尿の無菌化を図ったうえで適当な抗菌薬を使用する

どがある。以上より，基本的に予防抗菌薬はこれら薬剤の単回投与で十分と考える（**EL；Ⅳa，RG；C1**）。

高リスク患者においては，広域スペクトラムをもつ抗菌薬への変更や投与期間の延長を適宜考慮すべきである。

4　術前処置

基本的な前処置は一般手術と同様で，入院前の患者リスクファクターの評価と治療介入，そして手術時の無菌操作の遵守や術創の消毒といった基本的事項が重要となる。リスクファクターとして剃毛と術前の尿路感染症が報告されており[6]，不必要な剃毛はできる限り避けるとともに（**EL；Ⅳa，RG；C2**），感受性結果に従った抗菌薬の先行投与を行い尿の無菌化を図っておく必要がある（**EL；Ⅳa，RG；C1**）。一方，本治療特有のファクターであるアプリケーター針の穿刺回数や留置線源数などは周術期感染症のリスクファクターとして認められなかった[6]。

5　術後処置

周術期感染症の発症に際しては，早期に対応することがその重症化を軽減する。多施設共同研究では826例中５例の前立腺炎が認められているが，いずれの症例も術日から術翌日にかけて発症していた。周術期感染症を早期発見するためには，術直後から身体所見や創部の状況，尿道留置カテーテル抜去後の排尿症状など基本的な経過観察が大切となる。

文献

1) Satoh T, Yamanaka H, Yamashita T, Aoki M, Egawa S, Saito S, Sakata S, Shibuya H, Sugiura N, Takahashi Y, Nishimura T, Hamada T, Miki T, Yorozu A, Dokiya T : Deaths within 12 months after (125) I implantation for brachytherapy of prostate cancer : an investigation of radiation safety issues in Japan (2003-2010). Brachytherapy, 11, 192-6, 2012.
2) Wolf JS Jr, Bennett CJ, Dmochowski RR, Hollenbeck BK, Pearle MS, Schaeffer AJ : Best Practice Policy Statement on Urologic Surgery Antimicrobial Prophylaxis. 2014. [http : //www.auanet.org/common/pdf/education/clinical-guidance/Antimicrobial-Prophylaxis.pdf]
3) Grabe M (chair), Bartoletti R, Bjerklund-Johansen TE, Çek HM, Pickard RS, Tenke P, Wagenlehner F, Wullt B : Guidelines on Urological Infections. 2014. [http : //www.uroweb.org/gls/pdf/19%20Urological%20infections_LR.pdf]
4) Wallner K, Roy J, Harrison L : Low risk of perioperative infection without prophylactic antibiotics for transperineal prostate brachytherapy. Int J Radiat Oncol Biol Phys, 36, 681-3, 1996.
5) Hoffelt SC, Wallner K, Merrick G : Epididymitis after prostate brachytherapy. Urology, 63, 293-6, 2004.
6) Taoka R, Togo Y, Kubo T, Kido M, Miki K, Kiyota H, Egawa S, Sugawara T, Yasuda M, Nakano M, Deguchi T, Nishino M, Ishikawa K, Shiroki R, Matsumoto M, Shigemura K, Tanaka K, Arakawa S, Fujisawa M,

Wada K, Watanabe T, Kumon H, Kobayashi K, Matsubara A, Sho T, Hamasuna R, Matsumoto T, Hayami H, Nakagawa M, Yamamoto S : Assessment of antimicrobial prophylaxis to prevent perioperative infection in patients undergoing prostate brachytherapy : multicenter cohort study. J Infect Chemother, 19, 926-30, 2013.

7) Dicker AP, Figura AT, Waterman FM, Valicenti RK, Strup SE, Gomella LG : Is there a role for antibiotic prophylaxis in transperineal interstitial permanent prostate brachytherapy? Tech Urol, 6, 104-8, 2000.

8) Nomura T, Hirai K, Yamasaki M, Inoue T, Takahashi M, Kawashima T, Sato F, Mimata H : Efficacy of prophylactic single-dose therapy using fluoroquinolone for prostate brachytherapy. Jpn J Radiol, 30, 317-22, 2012.

各論

8 前立腺生検

Executive summary

- ☑ 経会陰的前立腺生検の予防抗菌薬はキノロン系経口抗菌薬の高用量単回投与が推奨される（EL；Ⅳb，RG；C1）。
- ☑ 経直腸的前立腺生検の予防抗菌薬は低リスク患者ではキノロン系経口抗菌薬の高用量単回投与が推奨される（EL；Ⅱ，RG；B）。過去６ヵ月以内にキノロン系抗菌薬の投与歴がある症例では，キノロン系抗菌薬の使用を避け，他剤に変更する（EL；Ⅵ，RG；C1）。
- ☑ 経直腸的前立腺生検の予防抗菌薬は高リスク患者ではピペラシリン/タゾバクタム4.5g×２回・１日間投与が推奨される（EL；Ⅲ，RG；B）。
- ☑ 経直腸的前立腺生検前の直腸スワブ培養は，検査後の感染症発生リスクを減少させる可能性がある（EL；Ⅱ，RG；B）。
- ☑ 経直腸的前立腺生検前のポビドンヨードによる直腸内消毒は，検査後の感染症発生のリスクを減少させる（EL；Ⅱ，RG；B）。
- ☑ 前立腺生検後の有熱性UTIではempiricに広域スペクトラムをもつ抗菌薬を投与する（EL；Ⅴ，RG；C1）。

前立腺癌の検出（診断）には前立腺生検は必須であるが，検査後の発熱（38℃以上）は約１％で起こるとされている[1]。年々耐性菌の頻度が増加するに伴い，薬剤耐性菌による生検後の感染症が増加してきている[2]。稀に致命的な合併症を引き起こすことがある[3]。前立腺生検のアプローチ法として，全世界において経直腸的生検が大半を占めている。本邦においても経直腸的生検が主流であり，経会陰的生検は約４分の１の施設で行われているにすぎない[4]。前処置や予防抗菌薬の投与方法に関しては，アプローチ法も区別して対応すべきである。

前立腺生検後にキノロン耐性菌[5]やESBL産生菌[6]による感染症が報告されており，特に検査後の有熱性UTIは重篤化し，生命に関わる可能性があるため早急な対応が必要である。抗菌薬投与前に必ず尿培養・血液培養を行い，empiricに広域スペクトラムをもつ抗菌薬（カルバペネム系など）を投与すべきである（EL；Ⅴ，RG；C1）。また，検査前に菌血症の発症の可能性に関して患者に十分に説明する必要がある（EL；Ⅴ，RG；B）。

1 経会陰的前立腺生検（表21）

経会陰的生検において予防抗菌薬は不要とする報告[7]もあるが，投与を推奨する報告が多数である。本邦の後ろ向き研究においても，レボフロキサシン（LVFX）500mg単剤使用患者における単回投与群335例と複数日投与群217例を比較した結果，生検後の感染症発生はいずれもが１例ずつ（0.30％ vs. 0.46％）であり，有意な差は認めなかった[8]。これらより，経会陰的生検において前立腺への薬剤移行の高いキノロン系経口抗菌薬の単回投与が推奨される（**EL；Ⅳb，RG；C1**）。

2 経直腸的前立腺生検（表21）

キノロン系抗菌薬の１日投与と３日投与において，感染症発生頻度に差がないとするいくつかのRCTが報告されている[9)-11)]。本邦の後ろ向き研究においても，LVFX 500mg単剤使用患者における単回投与群365例と複数日投与群386例を比較した結果，生検後の感染症発生は前者は３例（0.82％），後者は４例（1.04％）と，有意な差は認めなかった[8)]。これらより，経直腸的生検においては，キノロン系経口抗菌薬の高用量単回投与が推奨される（**EL；Ⅱ，RG；B**）。またキノロン系経口抗菌薬にアミノグリコシド系抗菌薬[12)]やピペラシリン/タゾバクタム（PIPC/TAZ）[13)]を併用することにより感染症発生率が減少するとの報告もされており，選択肢の１つとしてよい（**EL；Ⅳa，RG；C1**）。

ピペラシリン/タゾバクタム（PIPC/TAZ）の有効性を確認するために，UTI共同研究会において実施された多施設共同研究の結果，2010～2012年の間に経直腸的生検の予防抗菌薬PIPC/TAZ 4.5g×２回・１日間を受けた442例中有熱性UTIは２例（0.45％）と低い結果であった。一方，PIPC/TAZ 4.5g単回投与を受けた160例中有熱性UTIは４例（2.5％）であった。有熱性UTIを認めたものは，いずれの症例も前立腺体積75mL以上，糖尿病，ステロイド投与中，高度排尿障害（IPSS 20以上，Q_{max} 12mL/秒以下，残尿100mL以上），免疫不全患者などの高リスク症例であった。高リスク患者群に限って有熱性UTIの発生率を検討すると，4.5g単回投与と4.5g×２回・１日間投与はそれぞれ88例中４例（4.55％）と87例中２例（2.3％）であり，単回投与は予防抗菌薬としてやや不十分な傾向がみられた[14)]。以上より，高リスク患者においては4.5g×２回・１日間投与を推奨する（**EL；Ⅲ，RG；B**）。

3 経直腸的前立腺生検前における直腸培養の有用性

キノロン耐性菌の有無が検査後の感染症発生のリスクファクターであるとする多くの報告が認められている[15)-17)]。Taylorら[15)]は生検前に直腸スワブ培養を行った112例とそれを行わなかった345例の経直腸的生検後の感染症発生頻度を比較し，targeted antimicrobial prophylaxisが有熱性UTIを減らし，また医療経済学的にも有益であるとし，経直腸的生検前には直腸スワブ培養を行うことを推奨している。この報告では直腸スワブ培養を施行した112例中キノロン耐性菌を認めた22例（19.6％）に対してtargeted antimicrobial prophylaxis，キノロン感受性であった90例（80.4％）に対して通常どおりキノロン系経口抗菌薬を使用したところ，１例も感染症は認めなかった。一方，直腸スワ

表21．前立腺生検における予防抗菌薬

検査名	リスク分類	抗菌薬	投与期間
経会陰的前立腺生検	低～高リスク	経口レボフロキサシン 500mg	単回
経直腸的前立腺生検	低リスク	経口レボフロキサシン 500mg（＋アミノグリコシド系）	単回
	高リスク*	ピペラシリン/タゾバクタム 4.5g	×２回・１日間（検査前30分と検査終了４時間後）

＊：高リスク症例…前立腺体積75mL以上，糖尿病，ステロイド投与中，高度排尿障害（IPSS 20以上，Q_{max} 12mL/秒以下，残尿100mL以上），免疫不全患者

ブ培養未施行345例では，９例（2.6％）に感染症が発生した。このことからも，検査前に耐性菌の有無を確認することは検査後に感染症発症のリスクを減少させる可能性がある（EL；Ⅱ，RG；B）。

薬剤耐性菌が増加傾向である今日においては，経直腸的生検前に直腸スワブ培養により耐性菌の有無を確認し，その薬剤感受性結果に応じて予防抗菌薬を選択することは有効な方法であると考える。本邦において生検前の便培養検査は保険承認を受けておらず，全例に行うのは困難であるが，過去にキノロン系抗菌薬内服歴のある症例に関しては直腸スワブ培養を施行する，またはキノロン系抗菌薬の使用を避け他剤に変更することが望ましい（EL；Ⅵ，RG；C1）。

4 経直腸的前立腺生検におけるポビドンヨードによる直腸内消毒の有効性

経直腸的生検においてポビドンヨードによる直腸内消毒が生検後の感染症を減少させたとするいくつかの報告がある。AbuGhoshら[18]は経直腸的生検を施行した865例を対象にして消毒群と非消毒群とにランダム化し，ポビドンヨードにて直腸内消毒が行われた421例と行われなかった444例を比較している。その結果，感染症発生率は前者が2.6％であったのに対して後者は4.5％であったことより，有意差は認めなかったもののポビドンヨードによる直腸内消毒は感染症発生率を42％減少させたとしている。2011年にUTI共同研究会所属大学およびその関連施設の46施設にて前立腺生検を行った5,895例に対して生検後の感染症発生頻度を後ろ向きに調査した結果，単変量解析において経直腸的生検における直腸内消毒の未施行は感染症発生の有意なリスクファクターとなった（$p=0.0001$）[8]。これらの報告からも，経直腸的生検前のポビドンヨードによる直腸内消毒は検査後の感染症の発生リスクを減少させる（EL；Ⅱ，RG；B）。

文献

1) Kakehi Y, Naito S ; Japanese Urological Association : Complication rates of ultrasound-guided prostate biopsy : a nation-wide survey in Japan. Int J Urol, 15, 319-21, 2008.
2) Carignan A, Roussy JF, Lapointe V, Valiquette L, Sabbagh R, Pépin J : Increasing risk of infectious complications after transrectal ultrasound-guided prostate biopsies : time to reassess antimicrobial prophylaxis? Eur Urol, 62, 453-9, 2012.
3) 長谷川太郎，下村達也，山田裕紀，伊藤博之，加藤伸樹，長谷川倫男，浅野晃司，清田　浩，池本　庸，小野寺昭一，大石幸彦：経直腸的前立腺針生検による敗血症性ショックの１死亡例．感染症誌，76，893-7，2002.
4) 東郷容和，田岡利宜也，山本新吾，桧山佳樹，上原央久，橋本次朗，栗村雄一郎，高橋　聡，塚本泰司，宮崎　淳，西山博之，清田　浩，矢澤　聰，大家基嗣，安田　満，出口　隆，石川清仁，星長清隆，松本　穣，重村克己，田中一志，荒川創一，藤澤正人，和田耕一郎，上原慎也，渡辺豊彦，公文裕巳，小林加直，松原昭郎，松本正広，庄　武彦，濱砂良一，松本哲朗，速見浩士，山根隆史，中川昌之；UTI共同研究会ガイドラインワーキンググループ：泌尿器科領域における周術期感染症予防抗菌薬の使用状況についてのアンケート調査報告．日泌尿会誌，104，579-88，2013.
5) 加藤廉平，鈴木　泰，松浦朋彦，佐藤健介，島谷蘭子，藤島洋介，常盤　傑，小原　航：Levofloxacin耐性大腸菌により経直腸的前立腺生検後に敗血症ショックに陥った１例．泌尿紀要，56，453-6，2010.
6) Ozden E, Bostanci Y, Yakupoglu KY, Akdeniz E, Yilmaz AF, Tulek N, Sarikaya S : Incidence of acute prostatitis caused by extended-spectrum beta-lactamase-producing Escherichia coli after transrectal prostate biopsy. Urology, 74, 119-23, 2009.
7) Packer MG, Russo P, Fair WR : Prophylactic antibiotics and Foley catheter use in transperineal needle biopsy of the prostate. J Urol, 131, 687-9, 1984.
8) Togo Y, Kubo T, Taoka R, Hiyama Y, Uehara T, Hashimoto J, Kurimura Y, Takahashi S, Tsukamoto T, Miyazaki J, Nishiyama H, Kira S, Kiyota H, Yazawa S, Niwa N, Hongo H, Oya M, Kato T, Yasuda M, Deguchi T, Ishikawa K, Hoshinaga K, Matsumoto M, Shigemura K, Tanaka K, Arakawa S, Fujisawa M,

Wada K, Uehara S, Watanabe T, Kumon H, Kobayashi K, Matsubara A, Matsumoto M, Sho T, Hamasuna R, Matsumoto T, Hayami H, Nakagawa M, Yamamoto S : Occurrence of infection following prostate biopsy procedures in Japan: Japanese Research Group for Urinary Tract Infection (JRGU) - a multi-center retrospective study . J Infect Chemother, 20, 232-7, 2014.

9) Sabbagh R, McCormack M, Péloquin F, Faucher R, Perreault JP, Perrotte P, Karakiewicz PI, Saad F : A prospective randomized trial of 1-day versus 3-day antibiotic prophylaxis for transrectal ultrasound guided prostate biopsy. Can J Urol, 11, 2216-9, 2004.

10) Shigemura K, Tanaka K, Yasuda M, Ishihara S, Muratani T, Deguchi T, Matsumoto T, Kamidono S, Nakano Y, Arakawa S, Fujisawa M : Efficacy of 1-day prophylaxis medication with fluoroquinolone for prostate biopsy. World J Urol, 23, 356-60, 2005.

11) Schaeffer AJ, Montorsi F, Scattoni V, Perroncel R, Song J, Haverstock DC, Pertel PE : Comparison of a 3-day with a 1-day regimen of an extended-release formulation of ciprofloxacin as antimicrobial prophylaxis for patients undergoing transrectal needle biopsy of the prostate. BJU Int, 100, 51-7, 2007.

12) Batura D, Rao GG, Bo Nielsen P, Charlett A : Adding amikacin to fluoroquinolone-based antimicrobial prophylaxis reduces prostate biopsy infection rates. BJU Int, 107, 760-4, 2011.

13) Shigemura K, Matsumoto M, Tanaka K, Yamashita M, Arakawa S, Fujisawa M : Efficacy of combination use of Beta-lactamase inhibitor with penicillin and fluoroquinolones for antibiotic prophylaxis in transrectal prostate biopsy. Korean J Urol, 52, 289-92, 2011.

14) Yasuda M, Nakane K, Yamada Y, Matsumoto M, Sho T, Matsumoto M, Kobayashi K, Shigemura K, Nakano Y, Tanaka K, Hamasuna R, Ishihara S, Arakawa S, Yamamoto S, Matsubara A, Fujisawa M, Deguchi T, Matsumoto T : Clinical effectiveness and safety of tazobactam/piperacillin 4.5 g for the prevention of febrile infectious complication after prostate biopsy. J Infect Chemother, 20, 631-4, 2014.

15) Taylor AK, Zembower TR, Nadler RB, Scheetz MH, Cashy JP, Bowen D, Murphy AB, Dielubanza E, Schaeffer AJ : Targeted antimicrobial prophylaxis using rectal swab cultures in men undergoing transrectal ultrasound guided prostate biopsy is associated with reduced incidence of postoperative infectious complications and cost of care. J Urol, 187, 1275-9, 2012.

16) Steensels D, Slabbaert K, De Wever L, Vermeersch P, Van Poppel H, Verhaegen J : Fluoroquinolone-resistant E. Coli in intestinal flora of patients undergoing transrectal ultrasound-guided prostate biopsy-should we reassess our practices for antibiotic prophylaxis? Clin Microbiol Infect, 18, 575-81, 2012.

17) Wagenlehner FM, van Oostrum E, Tenke P, Tandogdu Z, Çek M, Grabe M, Wullt B, Pickard R, Naber KG, Pilatz A, Weidner W, Bjerklund-Johansen TE ; GPIU investigators : Infective complications after prostate biopsy : outcome of the Global Prevalence Study of Infections in Urology (GPIU) 2010 and 2011, a prospective multinational multicentre prostate biopsy study. Eur Urol, 63, 521-7, 2013.

18) AbuGhosh Z, Margolick J, Goldenberg SL, Taylor SA, Afshar K, Bell R, Lange D, Bowie WR, Roscoe D, Machan L, Black PC : A prospective randomized trial of povidone-iodine prophylactic cleansing of the rectum before transrectal ultrasound guided prostate biopsy. J Urol, 189, 1326-31, 2013.

各論

9 ドレーン・胃管

Executive summary

- ☑ ドレーンは使用目的によって治療的ドレーン，情報ドレーン，および予防的ドレーンの3つに分類される。
- ☑ 手術部位への術後予防的ドレナージは閉鎖吸引式ドレーンを使用する（EL；Ⅳa，RG；B）。
- ☑ ペンローズドレーンなどの開放式ドレーンは外因性感染の原因となるため，推奨されない（EL；Ⅳa，RG；D）。
- ☑ 術後予防的ドレーン抜去のタイミングとして，48時間以内（可能であれば24時間以内）を基準とする（EL；Ⅳb，RG；B）。
- ☑ 術創皮下への閉鎖吸引式ドレーンをルーチンに使用することが合併症の予防に有効であるというエビデンスはなく，ほとんどの外科手術では不要である（EL；Ⅰ，RG；D）。
- ☑ 経鼻胃管を術後ルーチンに留置することは推奨されない（EL；Ⅰ，RG；D）。イレウスなどにおける治療的なアプローチのみで推奨される（EL；Ⅰ，RG；B）。

1 ドレーンの目的と分類

ドレナージとは体内の消化液，膿，血液や浸出液などを体外に排出することであり，その役割を果たすためにドレーンが用いられる。ドレーンは使用目的によって以下の３つに分類される。

①治療的ドレーン

気胸，膿胸，腹腔内膿瘍などで，血腫や膿などの貯留物を速やかに体外に排除する。

②情報ドレーン

術後の後出血や，感染による膿，縫合不全の有無など，胸腔や腹腔内の状態を把握する。

③予防的ドレーン

リンパ節郭清を伴った癌の手術などにおいて，術後にある程度の滲出液貯留が予想される場合，または縫合不全に対して診断と治療を兼ねて行えるようにあらかじめ挿入される。通常の待機手術で留置されるのは予防的ドレーンである。

手術後のドレーンに対する考え方として，欧米では「治療的ドレーン」が主体であり，日本では「情報ドレーン」あるいは「予防的ドレーン」が主体である。日本での泌尿器科領域の術後感染予防に関する調査[1)]で術後ドレーンの種類と留置期間をみると，全手術領域で閉鎖吸引式ドレーンが71～80％で用いられ，最も多い留置期間は腹腔鏡手術を含めた清潔手術では２～３日間，準清潔手術では４～５日間，汚染手術では６～７日間であった。

2 手術部位への術後ドレーン

手術部位へのドレーン留置の必要性については複数の異なるエビデンスがあり一様では

ないが，一部の消化器手術を除いて術後ドレナージがSSIを予防するという有効性は示されていない。予防的ドレーン留置については，食道切除と胃全摘出術を除いた消化器手術の術後では不要（**EL；Ⅰ，RG；A**）という結論のメタアナリシス[2]や，開腹胆嚢摘出術，虫垂切除，結腸切除，直腸切除術において予防的ドレーン留置は独立したSSIのリスクファクターであったという本邦の報告もある[3]。また泌尿器科領域の手術では，ロボットによる腎部分切除術においては術後ドレーン留置の有無での腎周囲膿瘍やSSI発生率に有意差は認められていない[4]。

以上より予防的ドレーンを術後ルーチンに留置することはSSI予防の観点からは望ましくないが，術後ドレーン留置をすべて否定するものではない。CDCのSSI予防ガイドライン[5]での術後ドレーンに関する推奨では，

①ドレーンは感染の原因となる血液などのドレナージが目的である。
②ドレーンが必要な場合には閉鎖吸引式ドレーンを使用する。
③手術創を通過させるドレーンはSSIリスクを増加させるため，手術創とは別の切開創から留置し，可及的速やかに抜去すること。

とされている。

ペンローズドレーンなどの開放式ドレーンは外因性感染の原因となり，閉鎖吸引式ドレーンよりSSI発生リスクが高いため決して推奨できない[6]（**EL；Ⅳa，RG；D**）。閉鎖吸引式ドレーンであっても24時間以降はドレーンの細菌の付着が増加し[7]，留置時間が長いほどSSIのリスクが高くなる[8]。従って，術後予防的ドレナージは閉鎖吸引式ドレーンとし（**EL；Ⅳa，RG；B**），抜去のタイミングとして48時間以内（可能であれば24時間以内）を基準とする（**EL；Ⅳb，RG；B**）。

3 術創皮下への閉鎖吸引式ドレーン

整形外科領域の手術創に対する術後閉鎖吸引式ドレーンの有効性を評価したメタアナリシスでは，創部への閉鎖吸引式ドレーン留置の有無とSSI発生率，血腫，術創離開，再手術のいずれにおいても有意差が示されず，ルーチンに使用する十分な根拠はないとされている[9][10]。また様々な手術後に予防的な創部皮下ドレーン留置とドレーン非留置を比較した2013年のメタアナリシス[11]では，乳房生検での血腫，腋窩リンパ節切除時のリンパ嚢胞以外には閉鎖吸引式ドレーン使用による合併症の発生率に優位性がなく，ほとんどの外科手術はルーチンの予防的皮下ドレーンなしで安全に実施されるとされている（**EL；Ⅰ**）。

ドレーンの使用は体内に異物を留置することでもあり，SSIのリスクファクターの１つである。閉鎖吸引式ドレーンは死腔からの滲出液の除去には有効であるがそれ自身は感染を防げない。外科・整形外科領域では閉鎖吸引式ドレーンをルーチンに使用することが合併症の予防に有効であるというエビデンスはなく，ほとんどの外科手術では不要である（**EL；Ⅰ，RG；D**）。泌尿器科手術領域でのRCTが望まれる。

4 術後経鼻胃管

術後の胃管については，消化器手術においてルーチンに用いられることが多いが，術後の胃管非使用群と使用群を比較した1995年のメタアナリシスでは，胃管非使用群の肺炎，無気肺，発熱の相対的リスクはルーチン使用群と比較して約半分になり，誤嚥に関しては差が認められていない[12]。同様の結論が2006年のメタアナリシス[13]でも結論付けられており，胃小腸機能の回復や術後合併症の発生率で差が認められなかった。また2008年の胃切除術後の胃管使用についてのメタアナリシス[14]では，経口摂取の開始は胃管非使用群で有意に期間が短く，肺炎を含めた呼吸器合併症や排ガス，縫合不全，入院期間，死亡率では有意差はなかった。

泌尿器科領域における術後の胃管使用に関するメタアナリシスはみられないが，膀胱全

摘除術および尿路変向術後の胃管留置についての2編の後ろ向き研究では，誤嚥性肺炎，術創離開の発生，術後イレウスの発生リスクに差はなく[15]，膀胱全摘除術後の早期（術後24時間以内）の胃管抜去はイレウスの発症に関連しないと結論付けられている[16]。従って経鼻胃管を術後ルーチンに留置することは推奨されず（**EL；I，RG；D**），イレウスなどにおける治療的アプローチのみで推奨される（**EL；I，RG；B**）。

文献

1) 中野雄造，荒川創一，田中一志，梶尾圭介，善本哲郎，小川隆義，吉田隆夫，三田俊彦，武中　篤，山本新吾，島　博基，藤澤正人：泌尿器科領域における術後感染予防に関するアンケート調査．泌尿紀要，54，395-9，2008.
2) Petrowsky H, Demartines N, Rousson V, Clavien PA : Evidence-based value of prophylactic drainage in gastrointestinal surgery : a systematic review and meta-analyses. Ann Surg, 240, 1074-84, 2004.
3) Utsumi M, Shimizu J, Miyamoto A, Umeshita K, Kobayashi T, Monden M, Makimoto K : Age as an independent risk factor for surgical site infections in a large gastrointestinal surgery cohort in Japan. J Hosp Infect, 75, 183-7, 2010.
4) Abaza R, Prall D : Drain placement can be safely omitted after the majority of robotic partial nephrectomies. J Urol, 189, 823-7, 2013.
5) Mangram AJ, Horan TC, Pearson ML, Silver LC, Jarvis WR : Guideline for Prevention of Surgical Site Infection, 1999. Centers for Disease Control and Prevention (CDC) Hospital Infection Control Practices Advisory Committee. Am J Infect Control, 27, 97-132, 1999.
6) Moro ML, Carrieri MP, Tozzi AE, Lana S, Greco D : Risk factors for surgical wound infections in clean surgery : a multicenter study. Italian PRINOS Study Group. Ann Ital Chir, 67, 13-9, 1996.
7) Drinkwater CJ, Neil MJ : Optimal timing of wound drain removal following total joint arthroplasty. J Arthroplasty, 10, 185-9, 1995.
8) Vilar-Compte D, Mohar A, Sandoval S, de la Rosa M, Gordillo P, Volkow P : Surgical site infections at the National Cancer Institute in Mexico : a case-control study. Am J Infect Control, 28, 14-20, 2000.
9) Parker MJ, Livingstone V, Clifton R, McKee A : Closed suction surgical wound drainage after orthopaedic surgery. Cochrane Database Syst Rev, 18, CD001825, 2007.
10) Clifton R, Haleem S, McKee A, Parker MJ : Closed suction surgical wound drainage after hip fracture surgery : a systematic review and meta-analysis of randomised controlled trials. Int Orthop, 32, 723-7, 2008.
11) Kosins AM, Scholz T, Cetinkaya M, Evans GR : Evidence-based value of subcutaneous surgical wound drainage : the largest systematic review and meta-analysis. Plast Reconstr Surg, 132, 443-50, 2013.
12) Cheatham ML, Chapman WC, Key SP, Sawyers JL : A meta-analysis of selective versus routine nasogastric decompression after elective laparotomy. Ann Surg, 221, 469-76, 1995.
13) Vermeulen H, Storm-Versloot MN, Busch OR, Ubbink DT : Nasogastric intubation after abdominal surgery : a meta-analysis of recent literature. Arch Surg, 141, 307-14, 2006.
14) Yang Z, Zheng Q, Wang Z : Meta-analysis of the need for nasogastric or nasojejunal decompression after gastrectomy for gastric cancer. Br J Surg, 95, 809-16, 2008.
15) Inman BA, Harel F, Tiguert R, Lacombe L, Fradet Y : Routine nasogastric tubes are not required following cystectomy with urinary diversion : a comparative analysis of 430 patients. J Urol, 170, 1888-91, 2003.
16) Park HK, Kwak C, Byun SS, Lee E, Lee SE : Early removal of nasogastric tube after cystectomy with urinary diversion : does postoperative ileus risk increase? Urology, 65, 905-8, 2005.

各論 10

化学療法に伴う発熱性好中球減少症（FN）

Executive summary

―FNの概要―

- ☑ 発熱性好中球減少症（FN）の定義は，好中球数500/μL未満，または1,000/μL未満で48時間以内に500/μL未満に減少すると予想される状態で，かつ腋下温37.5℃以上（口腔内温38.0℃以上）の発熱を伴う状態とする（EL；Ⅳa）。

―FNの初期評価―

- ☑ 泌尿器科領域の化学療法レジメンにおいて，FNの発生率が20％以上の高リスクレジメンに該当する可能性があるのはM-VAC療法，（B）EP療法，カバジタキセルである（EL；Ⅳb）。
- ☑ FNと診断した場合，MASCCスコアでFN重症化リスクの評価を行う（EL；Ⅰ，RG；A）。
- ☑ FNと診断してリスク評価を行った後は，血液生化学検査，血液を含む各種微生物学的検査，画像検査を行い，感染巣の有無を検索する（EL；Ⅳa，RG；A）。
- ☑ 血液培養は，中心静脈カテーテル（CVカテーテル）留置中はカテーテル血と静脈血の培養を行う。留置していない場合には，異なる2ヵ所以上の末梢静脈から行う（EL；Ⅳa，RG；A）。

―FNの治療―

- ☑ FNの診断後には感染巣の検索を行い，速やかにempiricな抗菌化学療法（経験的治療）を開始する（EL；Ⅳb，RG；A）。
- ☑ FNに対する経験的治療は原則としてβラクタム系抗菌薬の経静脈投与による単剤療法が推奨される（EL；Ⅰ，RG；A）。
- ☑ 重症例，多剤耐性菌保菌者，IVHカテーテル感染症や血液培養でグラム陽性菌が検出された場合には，初期治療からβラクタム系抗菌薬に抗MRSA薬の追加併用を考慮する（EL；Ⅱ，RG；B）。
- ☑ FNに対する免疫グロブリン製剤の有効性は根拠に乏しい（EL；Ⅲ，RG；C2）。
- ☑ FNに対する治療として，顆粒球コロニー刺激因子（G-CSF）の投与は全症例に対して画一的に行うことは推奨されない（EL；Ⅱ，RG；C2）。重症例や重篤化高リスク症例に検討することは妥当である（EL；Ⅱ，RG；B）。
- ☑ 抗菌薬の投与中止は，解熱と好中球数500/μL以上の状態を目安とする（EL；Ⅳa，RG；B）。
- ☑ 経験的治療開始後は3～4日で効果を判定し，血液からの分離菌や薬剤感受性が判明した場合や，新たに感染巣が同定された場合には抗菌薬を変更する（EL；Ⅰ，RG；A）。

—FNの予防—

☑ 20％以上のFNの発生率が見込まれるレジメンは高リスクレジメンとしてG-CSFの一時予防投与が推奨される（EL；Ⅱ，RG；A）。

☑ 高度の好中球減少状態（100/μL未満）が長期間（７日以上）続く高リスク患者に対しては，キノロン系経口抗菌薬の投与が推奨される（EL；Ⅰ，RG；A）。

☑ 化学療法中の患者においては，一般的な感染予防策である手洗いや手指消毒がより重要である（EL；Ⅱ，RG；A）。

☑ 医療従事者は常に標準予防策を遵守する（EL；Ⅰ，RG；A）。

1 はじめに

米国では1990年にIDSA（Infectious Diseases Society of America）がガイドラインを作成し[1]，本邦では1998年に発熱性好中球減少症（febrile neutropenia：FN）に関するガイドライン[2]が策定され，2012年には『発熱性好中球減少症（FN）診療ガイドライン』[3]が日本臨床腫瘍学会から，2013年には『G-CSF適正使用ガイドライン2013年版』[4]が日本癌治療学会から発刊された。

泌尿器科領域においては，尿路上皮癌や精巣腫瘍，前立腺癌に対する抗癌化学療法が広く行われており，これらの治療中にFNを発症することは珍しくない。特に精巣腫瘍に対する化学療法中には約20％でFNを発症すると報告されており[5)6]，泌尿器科医もFNに関する一般的な知識と対応が求められる。

2 発熱性好中球減少症（FN）

FNは発熱を伴った成熟好中球数（absolute neutrophil count：ANC）の減少した状態であり，様々な細菌学的検査でも原因菌が同定されにくく，その検出率は５～40％と報告されている[2)7]。Bodeyらは410例の緑膿菌感染症症例において，発熱が認められた日に抗菌薬治療を開始した場合には治癒率は約73％であったが，翌日または翌々日に治療を開始した場合には46％と低下し，さらに治療開始が３日以上遅れると治癒率は20％台まで低下したと報告している[8]。このことよりFNでは菌が同定培養されるかに関わらず，その原因の多くが感染症であることが推定され，速やかに抗菌化学療法を開始するべきである。2010年に改訂された「担癌状態の好中球減少患者に対する抗菌薬治療」に関するIDSAガイドライン[9]でも，原因菌の同定結果を待つことなく速やかに，グラム陽性菌，陰性菌療法をカバーしたempiric therapyを開始するべきであるとされている。

本邦におけるFNのマネジメントに関する最新のガイドラインとしては『発熱性好中球減少症（FN）診療ガイドライン』[3]と『G-CSF適正使用ガイドライン2013年版』[4]があり，ASCO（American Society of Clinical Oncology）[10]やESMO（European Society for Medical Oncology）[11]，NCCN（National Comprehensive Cancer Network）[12]のガイドラインとほぼ同様の指針が示されている。本ガイドラインではこれらのガイドラインに準じた指針を示す。

3 FNに対するマネジメント

1）FNの定義

本邦の他のガイドラインでは本邦の検温法やこれまでの臨床試験で採用されてきた基準「好中球数500/μL未満，または1,000/μL未満で48時間以内に500/μL未満に減少すると予想される状態で，かつ腋下温37.5℃以上（口腔内温38.0℃以上）の発熱を伴う状態」が採用されている（**EL；Ⅳa**）[3)4)]。

2）FNの発生リスク

FNの発生頻度に関するリスクとして，高齢（65歳以上），前治療あり（化学療法，放射線療法），好中球減少や腫瘍の骨髄浸潤あり，FN発症前のコンディション（好中球減少，感染巣や開放創，直近の手術），PS（performance status）の低下，腎機能低下，ビリルビンの上昇などの肝機能低下，HIV感染が挙げられている[12)]。

3）化学療法レジメン別のFN発生頻度

泌尿器科領域において高頻度に施行される化学療法を以下に示す。

・尿路上皮癌
- ◆GC（P）療法；ゲムシタビン，シスプラチン（，パクリタキセル）
- ◆M-VAC療法；メソトレキセート，ビンブラスチン，ドキソルビシン，シスプラチン

・精巣腫瘍（胚細胞腫瘍）
- ◆（B）EP療法；（ブレオマイシン，）エトポシド，シスプラチン

・前立腺癌
- ◆D（E）療法；ドセタキセル（，エストラムスチン）
- ◆カバジタキセル

各レジメンにおけるFNの発生率は，GC療法4.4％[3)6)]，GCP療法14～17％[6)13)]，M-VAC療法5.0～26％[6)14)-16)]，BEP療法19.4～23.2％[5)6)]，DE療法3.9～16.0％[17)18)]と報告されており，後述する「FNの発生率20％以上の高リスクレジメン」としてはM-VAC療法と（B）EP療法が該当する可能性がある（**EL；Ⅳb**）。

また，2014年から本邦で使用可能となった前立腺癌に対するカバジタキセルについては，海外第Ⅲ相試験（n＝371）においてGrade 3以上の好中球減少症の発生率は82％，FNの発生率は8％と報告された[19)]が，国内第Ⅰ相試験（n＝41）においてGrade 3以上の好中球減少症が100％，FNが54.5％に発生している。エビデンスは少ないが，現状ではカバジタキセルを高リスクレジメンとして取り扱う必要性が示唆される。

4）重症化リスク評価

FNと診断した場合，まず重症化リスクの評価を行う。高リスクファクターとして年齢（60～65歳以上），好中球減少の程度（100/μL以下），期間（7～10日超），重篤な全身状態（血圧低下，心・肝・腎機能障害），重篤な合併症（敗血症，肺炎，脱水，慢性閉塞性肺疾患，糖尿病，真菌感染症，静脈カテーテル感染の合併），消化器症状，神経学的異常または精神症状，FNの既往，投与レジメン（治療強度が高く，治療間隔が短い化学療法）などの因子が挙げられている[9)12)20)]が，MASCC（Multinational Association of Supportive Care in Cancer）スコアリング[21)]が簡便かつ有用である。

MASCCスコア（**表22**）は2000年にKlasterskyらによって提唱されたFNのリスク評価法であり，その後妥当性も示されている[22)]。IDSAガイドライン2010[9)]においてもFNの重症化リスク評価法として推奨グレードB（**EL；Ⅰ**）とされている。MASCCスコアは年齢，臨床症状の重症度，血圧，慢性閉塞性肺疾患や脱水症状の有無，腫瘍の性質などでスコア化し，21点以上を低リスク，20点以下を高リスクと分類する比較的簡便な評価法である。ASCO[10)]やESMO[11)]のガイドラインでも採用されており，『発熱性好中球減少症（FN）診療ガイドライン』[3)]でも推奨グレードAとして取り扱われている。

5）FNの初期診療

FNと診断してリスク評価を行った後は，念入りな問診・診察および感染巣の有無や病原体の同定を目的とした微生物学的検査が必要である。

・診察と感染巣の検索

口腔内，眼，耳，鼻，喉，皮膚，会陰部，肛門，胸腹部の視診・聴診，静脈カテーテル刺入部，下痢の有無。

・血液生化学検査によるモニタリング

白血球分画を含む全血球計算（CBC），肝・腎機能，電解質を中心とした血液生化学検査

表22．MASCCスコア

リスク項目	回答	スコア
臨床症状（1つ選択）	ない，または軽度	5
	中等度	3
	重度，または瀕死	0
血圧低下（収縮期血圧≦90mmHg）がない		5
慢性閉塞性肺疾患がない		4
固形がんである，または血液腫瘍で真菌感染の既往がない		4
脱水症状がない		3
外来管理中の発熱である		3
60歳未満である		2
合計スコア	21点以上	低リスク
	20点以下	高リスク

を行う[9]。

・CRPとprocalcitonin（PCT）

これらの炎症マーカーについて有効性を示唆する報告[23)24)]はみられるが，FN初期や病原微生物によっては上昇しないこともある[25)]ため，治療効果や経過の指標として補助的に用いる[3)]（**EL；Ⅳa，RG；C1**）。

・深在性真菌症の診断

早期診断には血液培養，β-Dグルカンの測定，腹部超音波検査やCTなどの画像検査が有用である[9)]。β-Dグルカンは特異的ではなく，患者の状態や検査法によってcut off値が異なるため注意が必要であり，他の検査を含め総合的に診断して抗真菌薬の投与を検討する[26)]（**EL；Ⅳa，RG；C1**）。

・画像診断

胸腹部X線，胸腹部CT，腹部超音波検査などを行う（**EL；Ⅳa，RG；A**）。

・細菌学的検査による原因菌の同定，薬剤感受性試験

各種培養検査は抗菌薬の投与前に施行する。血液培養については，CVカテーテル留置中はカテーテル血と静脈血の培養を行い，留置していない場合には異なる2ヵ所以上の末梢静脈から行う[9)]（**EL；Ⅳa，RG；A**）。複数回の培養検査により，原因菌の検出感度が上昇し[27)]，contaminationの除外も可能となる。採血量は1本あたり5～10mL採取する[3)]。そのほかに尿培養，鼻腔スワブ培養，喀痰培養，特に腹部症状がある場合には便培養も必要である。

・髄膜炎や皮膚感染症（ブドウ球菌感染症，真菌感染症など）が疑われる場合にはCSF（脳脊髄液）検査，皮膚生検なども考慮する。

6）FNに対するempiricな抗菌化学療法（経験的治療）（図4）

FNの診断後には重症化リスク評価，感染巣の検索を行うと同時に，速やかに経静脈的投与を原則とした抗菌化学療法を開始する[3)9)10)]。海外の担癌患者の菌血症からはグラム陽性菌，陰性菌がそれぞれ32.7～54.0％，41.0～57.3％分離されると報告されており[28)]，本邦からの報告もグラム陽性菌と陰性菌の分離比率はほぼ等しい[29)]。そのため，抗菌薬の選択に当たってはグラム陽性菌，陰性菌ともにスペクトラムに含むempiricな抗菌化学療法（経験的治療）が基本となる。本邦でFNが適応症として保険収載されているのは第4世代

図4．FN患者に対する初期治療（経験的治療）

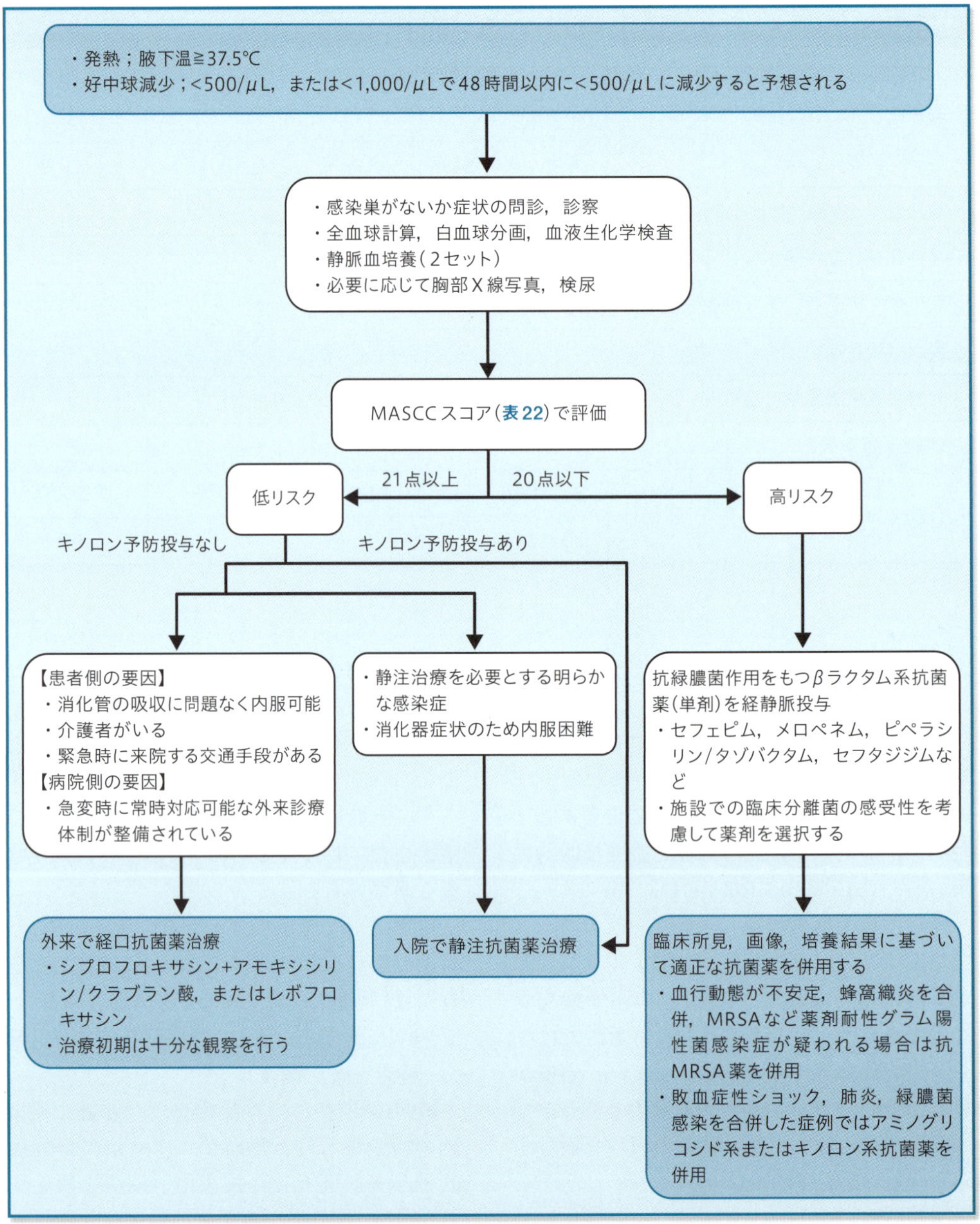
・発熱；腋下温≧37.5℃
・好中球減少；<500/μL，または<1,000/μLで48時間以内に<500/μLに減少すると予想される
・感染巣がないか症状の問診，診察
・全血球計算，白血球分画，血液生化学検査
・静脈血培養（2セット）
・必要に応じて胸部X線写真，検尿
MASCCスコア（表22）で評価
21点以上
20点以下
低リスク
高リスク
キノロン予防投与なし
キノロン予防投与あり
【患者側の要因】
・消化管の吸収に問題なく内服可能
・介護者がいる
・緊急時に来院する交通手段がある
【病院側の要因】
・急変時に常時対応可能な外来診療体制が整備されている
・静注治療を必要とする明らかな感染症
・消化器症状のため内服困難
抗緑膿菌作用をもつβラクタム系抗菌薬（単剤）を経静脈投与
・セフェピム，メロペネム，ピペラシリン/タゾバクタム，セフタジジムなど
・施設での臨床分離菌の感受性を考慮して薬剤を選択する
外来で経口抗菌薬治療
・シプロフロキサシン+アモキシシリン/クラブラン酸，またはレボフロキサシン
・治療初期は十分な観察を行う
入院で静注抗菌薬治療
臨床所見，画像，培養結果に基づいて適正な抗菌薬を併用する
・血行動態が不安定，蜂窩織炎を合併，MRSAなど薬剤耐性グラム陽性菌感染症が疑われる場合は抗MRSA薬を併用
・敗血症性ショック，肺炎，緑膿菌感染を合併した症例ではアミノグリコシド系またはキノロン系抗菌薬を併用

（日本臨床腫瘍学会 編：発熱性好中球減少症（FN）診療ガイドライン，p.ix，2012，南江堂より許諾を得て転載）

セファロスポリン系抗菌薬であるセフェピム（CFPM）[30,31]とカルバペネム系抗菌薬であるメロペネム（MEPM）[32-34]の2剤のみであったが，2015年6月にピペラシリン/タゾバクタム（PIPC/TAZ）[30,34]もFNに対して保険適応となった。保険収載はされていないが，実臨床で使用され，エビデンスもある抗菌薬としてイミペネム/シラスタチン（IPM/CS）[34,35]，パニマイシン/ベタミプロン（PAPM/BP）[33]，セフタジジム（CAZ）[34]が挙げられ，ほかの第4世代セファロスポリン系やカルバペネム系抗菌薬も有効と考えられる。

FNに対する経験的治療は原則としてβラクタム系抗菌薬の経静脈投与による単剤療法が推奨される(EL；Ⅰ，RG；A)。単剤療法または多剤併用療法の選択の基準は下記のとおりである。抗菌薬の選択にあたっては，各医療機関における検出菌の抗菌薬感受性パターン(antibiogram)についても留意して決定すべきである[3)]。

入院での抗菌薬の経口投与と経静脈投与，外来治療と入院治療を比較した海外のメタアナリシスにより，それぞれ両者に差がないことが報告で明らかにされ[36)]，外来治療における経口薬と注射薬の効果にも差がないことが明らかとなっている[37)]。MASCCスコアで低リスク群と診断された患者では，外来での経口抗菌薬による治療も可能である(EL；Ⅱ，RG；B)。抗菌薬の種類について，海外ではシプロフロキサシン(CPFX)とアモキシシリン/クラブラン酸(AMPC/CVA)の併用療法が高いエビデンスレベルで推奨されている[38)39)](EL；Ⅱ，RG；A)。本邦ではキノロン系経口抗菌薬が一般的であり，グラム陽性菌にも抗菌力を有し高用量投与が可能なレボフロキサシン(LVFX)[40)41)]やモキシフロキサシン(MXFX)[42)43)]が有効であるという報告もみられる(EL；Ⅰ，RG；B)。

抗菌薬は，解熱と好中球数500/μL以上の状態になるまで投与を行う[9)](EL；Ⅳa，RG；B)。解熱が得られた場合，低リスク患者で全身状態が安定していれば好中球数が500/μL未満でも経口抗菌薬に変更することも可能である[44)](EL；Ⅰ，RG；B)。

・単剤療法

第4世代セファロスポリン系(CFPMなど)，カルバペネム系抗菌薬(MEPMなど)またはピペラシリン/タゾバクタム(PIPC/TAZ)[30)34)]を第一選択とする[3)9)](EL；Ⅰ，RG；A)。その他の第4世代セファロスポリン系[45)46)]やカルバペネム系抗菌薬[33)35)]，CAZ[34)]も各施設において良好なantibiogramが確認されていれば使用可能である(EL；Ⅱ，RG；B)。

・多剤併用療法

前述した単剤療法は広い抗菌スペクトラムをもっており，緑膿菌に対しても有効である。βラクタム系抗菌薬単剤療法とβラクタム系/アミノグリコシド系抗菌薬の併用療法を比較したメタアナリシスの結果，効果は同等で腎機能低下などの有害事象が有意に併用療法で発生した[47)]ことから，原則βラクタム系抗菌薬単剤療法が推奨されるが，メタアナリシスで検討されていない緑膿菌による菌血症[48)]，敗血症性ショック[49)]にはアミノグリコシド系が，重症化したFNにおいてはアミノグリコシド系またはキノロン系抗菌薬の併用が推奨される[3)9)](EL；Ⅳa，RG；B)。

・抗MRSA薬併用療法

重症例，多剤耐性菌保菌者，IVHカテーテル感染症や血液培養でグラム陽性菌が検出された場合には，原因菌の同定や薬剤感受性結果を待たずに初期治療からβラクタム系抗菌薬に抗MRSA薬の併用を考慮する[9)](EL；Ⅱ，RG；B)が，有害事象を考慮すると全例に投与すべきではない[50)](EL；Ⅱ，RG；D)。初期治療から72時間以内に抗MRSA薬を投与すれば初期から投与した場合と同等の効果が得られることも示されており[51)]，症例を絞って併用することが推奨される(EL；Ⅱ，RG；B)。細菌培養検査においてグラム陽性菌感染が否定された場合には，速やかに抗MRSA薬は中止する[3)]。

・免疫グロブリン

FNに対する免疫グロブリン製剤の有効性は根拠に乏しく，本邦の保険制度の許容範囲内で有効に使用すべきである[3)](EL；Ⅲ，RG；C2)。

・顆粒球コロニー刺激因子(granulocyte-colony stimulating factor：G-CSF)(治療的投与)

複数のランダム化試験やメタアナリシスによって，すでに発症したFNに対する治療としてのG-CSFの有効性は，抗菌薬単独療法よりも抗菌薬/G-CSF併用療法によって入院期間や好中球回復までの期間を短縮するが，生存率を有意に改善する効果は得られておらず[52)-54)]，全症例に対して画一的に行うことは推奨されない（**EL；Ⅱ，RG；C2**）。重症例や重篤化高リスク症例に検討することは妥当であり（**EL；Ⅱ，RG；B**）[54)]，G-CSFの予防投与を受けていたFN患者では継続投与が勧められる[4)]（**EL；Ⅳa，RG；C1**）。発熱を伴わない好中球減少症（afebrile neutropenia）に対するG-CSFの投与を推奨しているガイドラインはない。本邦と欧米の保険制度の違いもあり，実際の臨床においてG-CSFは，本邦の保険制度の許容範囲内で有効に使用されるべきであると考えられる[3)]。

7）初期治療の評価（図5）

経験的治療開始後３～４日で抗菌薬の効果を判定し，血液からの分離菌や薬剤感受性が判明した場合や，新たに感染巣が同定された場合には抗菌薬を変更する（**EL；Ⅰ，RG；A**）[3)]。経験的治療が無効，あるいは全身状態が不安定な場合には薬剤耐性菌や嫌気性菌，真菌感染を検討する。

①初期抗菌薬が有効であり，発熱・バイタルサインなどの全身状態，血液検査所見（白血球数，CRP）などが改善されていれば，抗菌薬の中止を検討する[3)]。中止の目安は解熱が得られており，かつ好中球数が500/μL以上とする（**EL；Ⅳa，RG；B**）。好中球数が500/μL未満でも低リスク患者ではキノロン系経口抗菌薬に変更が可能である[44)]（**EL；Ⅰ，RG；B**）。高リスクで全身状態が安定している患者において内服薬へ変更することの妥当性についての検討は十分ではない[55)56)]。

②初期治療開始後，３～４日目に改善がみられない場合は，**図5**に従って治療方針を再検討する。その際，再度感染巣の検索と原因菌の同定のために，念入りな問診・診察および種々の検査を施行すべきであり，薬剤耐性菌や嫌気性菌，真菌を念頭に置いた診療が重要である。

③発熱の改善が認められないまま初期治療開始後１週間以上が経過し，種々の検査を繰り返しても明らかな感染巣や原因菌が同定されない場合には，感染による発熱でない可能性（腫瘍熱，薬剤による発熱）を考慮する。

8）血管内カテーテル留置患者のFN

血管内カテーテル留置患者にFNが発生した場合，ほかに明らかな感染源がない場合は血管内留置カテーテル関連血流感染症（catheter-related bloodstream infection：CRBSI）として対応する[3)9)57)58)]。血管内留置カテーテルには末梢静脈と中心静脈，動脈に留置するカテーテルが存在するが，このなかでCVカテーテルが最もCRBSIを起こす頻度が高くより重症化する傾向にある[59)]。血管内カテーテル留置患者にFNが発生した場合，まずカテーテル血と末梢静脈血の血液培養を行う。CRBSIの場合，カテーテル血のほうが静脈血よりも120分以上早く陽性化するといわれており[60)]，診断に有用である（**EL；Ⅰ，RG；A**）。抗菌薬は分離頻度の高いコアグラーゼ陰性ブドウ球菌（coagulase-negative staphylococci：CNS，主に表皮ブドウ球菌），黄色ブドウ球菌，グラム陰性桿菌，真菌などを想定して治療を開始する[3)9)58)]（**EL；Ⅱ，RG；A**）。CRBSIに関するIDSAガイドライン2009[58)]では，第４世代セファロスポリン系，カルバペネム系，BLI配合ペニシリン系抗菌薬の単剤療法またはアミノグリコシド系抗菌薬を併用した治療を基本として治療を開始し，MRSAが疑われる場合にはバンコマイシンの併用を推奨している（**EL；Ⅳa，RG；B**）。血液培養の結果に応じて適切な抗菌薬へ変更し，薬剤耐性グラム陰性桿菌が疑われる場合にはアミノグリコシド系またはキノロン系抗菌薬，敗血症の状態でかつ中心静脈栄養，広域スペクトラムをもつ抗菌薬の長期使用，大腿部血管内カテーテル留置状態などはカンジダ感染を疑って抗真菌薬（ミカファンギン（MCFG）またはフルコナゾール（FLCZ））の投与を推奨している（**EL；Ⅳa，RG；B**）。CVカテーテルやポート留置例では留置部の感染兆候または心内膜炎などの重篤な感染症合併があるとき，またはこれらの合併症がなくてもグラム陰性桿菌やカンジダ感染であればカテーテルを抜去することが推奨される（**EL；Ⅳa，RG；A**）。抗菌薬の投与を行っても72時間以上改善がみられない場合は抜去し

図5. FN患者に対する経験的治療開始3～4日後の再評価

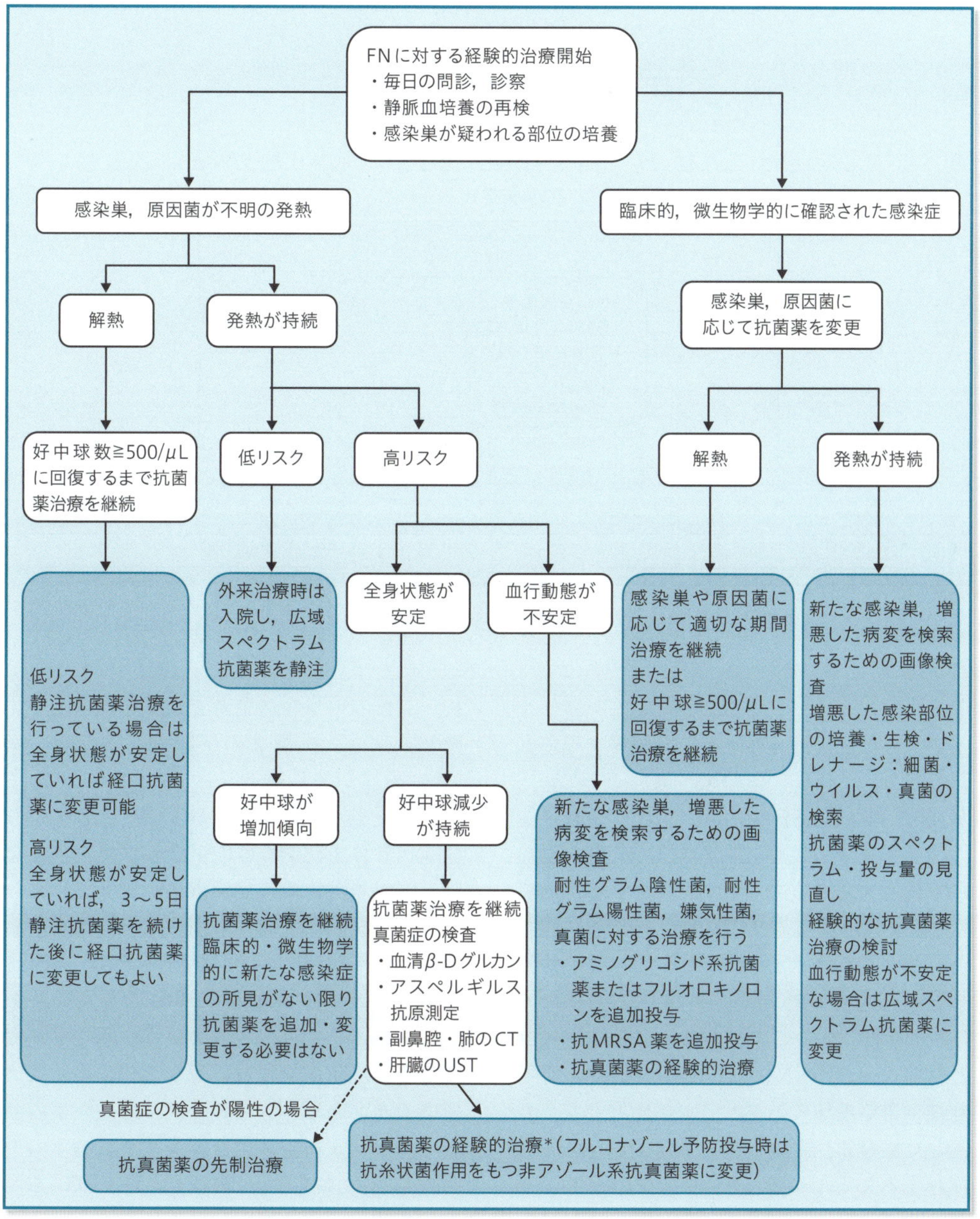
FNに対する経験的治療開始
・毎日の問診，診察
・静脈血培養の再検
・感染巣が疑われる部位の培養
感染巣，原因菌が不明の発熱
臨床的，微生物学的に確認された感染症
解熱
発熱が持続
感染巣，原因菌に応じて抗菌薬を変更
好中球数≧500/μLに回復するまで抗菌薬治療を継続
低リスク
高リスク
解熱
発熱が持続
低リスク 静注抗菌薬治療を行っている場合は全身状態が安定していれば経口抗菌薬に変更可能
高リスク 全身状態が安定していれば，3～5日静注抗菌薬を続けた後に経口抗菌薬に変更してもよい
外来治療時は入院し，広域スペクトラム抗菌薬を静注
全身状態が安定
血行動態が不安定
感染巣や原因菌に応じて適切な期間治療を継続 または 好中球≧500/μLに回復するまで抗菌薬治療を継続
新たな感染巣，増悪した病変を検索するための画像検査 増悪した感染部位の培養・生検・ドレナージ：細菌・ウイルス・真菌の検索 抗菌薬のスペクトラム・投与量の見直し 経験的な抗真菌薬治療の検討 血行動態が不安定な場合は広域スペクトラム抗菌薬に変更
好中球が増加傾向
好中球減少が持続
新たな感染巣，増悪した病変を検索するための画像検査 耐性グラム陰性菌，耐性グラム陽性菌，嫌気性菌，真菌に対する治療を行う ・アミノグリコシド系抗菌薬またはフルオロキノロンを追加投与 ・抗MRSA薬を追加投与 ・抗真菌薬の経験的治療
抗菌薬治療を継続 臨床的・微生物学的に新たな感染症の所見がない限り抗菌薬を追加・変更する必要はない
抗菌薬治療を継続 真菌症の検査 ・血清β-Dグルカン ・アスペルギルス抗原測定 ・副鼻腔・肺のCT ・肝臓のUST
真菌症の検査が陽性の場合
抗真菌薬の先制治療
抗真菌薬の経験的治療*（フルコナゾール予防投与時は抗糸状菌作用をもつ非アゾール系抗真菌薬に変更）

*：ミカファンギン，カスポファンギン，リポソーマル アムホテリシンB，イトラコナゾール，ボリコナゾールなど

（日本臨床腫瘍学会 編：発熱性好中球減少症（FN）診療ガイドライン，p.x，2012，南江堂より許諾を得て転載）

て抗菌薬治療を継続し，カテーテルを抜去しても治療に反応しない場合には心内膜炎や骨髄炎，血栓性静脈炎を検索する。

CRBSIの予防のためのCDCガイドライン2011[61]では，医療従事者の教育・訓練，高度感染予防策およびカテーテル挿入時の>0.5％クロルヘキシジンアルコール製剤による皮膚消毒が推奨されている[62]が，本邦で承認されているクロルヘキシジン濃度は0.5％以下であり，ヨードチンキ，ヨードフォ

図6. 癌薬物療法でのG-CSF予防投与

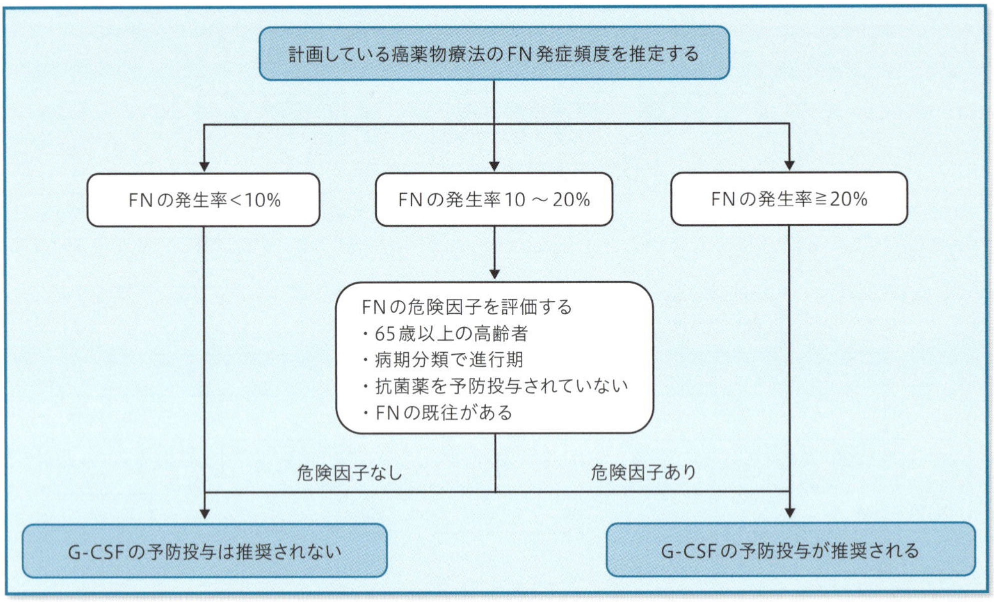

計画している癌薬物療法のFN発症頻度を推定する
FNの発生率<10%
FNの発生率10～20%
FNの発生率≧20%
FNの危険因子を評価する
・65歳以上の高齢者
・病期分類で進行期
・抗菌薬を予防投与されていない
・FNの既往がある
危険因子なし
危険因子あり
G-CSFの予防投与は推奨されない
G-CSFの予防投与が推奨される

(日本臨床腫瘍学会 編：発熱性好中球減少症（FN）診療ガイドライン，p.xi，2012，南江堂より許諾を得て転載)

ア（ポビドンヨード含む），70%アルコールのいずれかを代替消毒薬として使用することができる[63)64)]（**EL；Ⅰ，RG；A**）

9）予防的なG-CSFの使用について（図6）

G-CSFの予防投与とは，好中球減少や発熱を確認することなくFNを予防する目的でG-CSFを投与することであり，一次予防投与と二次予防投与に分けられる。一次予防投与とは，過去のFNや好中球減少に関係なくG-CSFを投与することである。二次予防投与とは前コースでFNを生じたり，長期の好中球減少症で投与スケジュールが延期となったりした場合に，次コースで予防的にG-CSFを投与することである。FNの発生率が20%を超えることが見込まれる高リスクレジメンはASCO[10)]，NCCN[12)]やEORTC（European Organization for Research and Treatment of Cancer）[20)]のガイドラインでG-CSFの一時予防投与が推奨され（**EL；Ⅱ，RG；A**），本邦のガイドライン[3)4)]でも同様の指針が示されている。FNの発生頻度が10%未満の低リスク患者では，FNによる重篤な経過が予想される場合（**EL；Ⅳb，RG；C1**），同じく10～20%の中リスク患者では①65歳以上，②進行病期，③抗菌薬の予防投与がない，④FNの既往がある場合に限りG-CSFの予防投与が推奨され（**EL；Ⅱ，RG；B**），必ずしも全症例には予防的なG-CSF投与が推奨されない。泌尿器科領域の化学療法レジメンにおいて高リスクレジメンに該当する可能性があるのはM-VAC療法と(B)EP療法であり（**EL；Ⅳb**），カバジタキセルについても高リスクレジメンとして対応する必要性が示唆されている。特に胚細胞腫瘍に対する化学療法は治癒率の向上をめざすものであり，投薬量の減量やスケジュール変更を回避する目的での予防投与も考慮する[65)－67)]（**EL；Ⅲ，RG；B**）。近年多数承認されている腎癌に対する分子標的薬や，腎移植後の免疫抑制剤投与時のFNに対してはエビデンスに乏しく，患者の状況に応じて個別に対応する。

G-CSF製剤のうち，2014年に本邦で承認されたペグフィルグラスチムは血中半減期の長い持続型製剤であり，従来のG-CSF製剤であるフィルグラスチムの連日投与とほぼ同等の効果が報告されている[68)]。泌尿器科領域の化学療法では投与スケジュールによって投与が制限されるレジメンが多いと考えられるが，本剤の使用によって特に外来診療における好中球減少症およびFNのマネジメントに関して有用性が期待される。

10）好中球減少時の予防抗菌薬投与について

好中球減少時の予防抗菌薬は一律に行うべきでないが，高度の好中球減少状態が長期間続く患者では予防抗菌薬の投与が有効であることが明らかとなっている[69]。特にキノロン系経口抗菌薬のエビデンスが多く，高度の好中球減少状態（100/μL未満）が長期間（7日以上）続く高リスク患者に対するレボフロキサシン（LVFX）の投与により発熱，明らかな感染症，菌血症の発生頻度が有意に減少し[70]，メタアナリシスで生命予後も改善することも明らかとなっている[71]。このように高リスク患者に対する予防抗菌薬投与は行うことは推奨されるが（**EL；Ⅰ，RG；A**），FNの予防・治療投与ともに保険適応外であることや細菌の薬剤耐性化[70]の問題もあり，患者リスクの評価や各施設における耐性菌のサーベイランスを参考に予防的な投与を行い，全症例に行うべきではない。

11）化学療法中の患者における環境感染予防策について

化学療法中の患者においては，一般的な感染予防策である手洗いや手指消毒がより重要であり[72]（**EL；Ⅱ，RG；A**），清潔を保つためのシャワー浴や入浴も毎日行う[73]。好中球減少時は特に会陰部，CVカテーテル挿入部や口腔内も清潔に保つ[73]。好中球減少時は加熱した食品を摂取することが推奨され（**EL；Ⅳa，RG；C1**），よく洗浄した果物や野菜は摂取可能である[74]（**EL；Ⅱ，RG；A**）。また，好中球減少時は生花やドライフラワーなどの植物，動物との接触を避ける[75]（**EL；Ⅲ，RG；D**）。急性白血病患者を除き，好中球減少時の患者を隔離したり，ガウンやマスク，手袋などを着用させたりする必要はない[75]（**EL；Ⅳa，RG；C2**）。

医療従事者は常に標準予防策（ガウン，マスク，手袋，ゴーグルなど）を遵守する[9)75]（**EL；Ⅰ，RG；A**）とともに，ワクチン接種を含む感染防御策を行うことが推奨される[76]。また，医療機関は医療従事者自身が体調不良や汚染部への曝露を報告しやすい環境を整備すべきであり（**EL；Ⅱ，RG；A**），化学療法中の患者に対する医療行為に限らず，あらゆる状況にも対応できる感染症の拡散防御策を講じることが求められる[9]。

4 本邦での泌尿器科領域における現状

泌尿器癌に対する化学療法によるFNについての報告は少ない。1989年の山崎らの報告[77]によると，精巣腫瘍に対するPVB（シスプラチン，ビンブラスチン，ブレオマイシン）療法110コース，膀胱腫瘍に対するM-VAC療法13コースの化学療法において，それぞれ62.6％，45.5％で500/μL以下の好中球減少が認められ，いずれの化学療法でも15.4％に38℃以上の発熱が認められた。敗血症における血液培養での原因菌の検出率は9.1％であった。Matsumotoらの報告[78]によると，泌尿器癌に対する化学療法（207コース）における38℃以上の発熱は14.5％であり，発熱のリスクファクターは尿路変向術，水腎症，500/μL以下の好中球減少の期間であった。Kotakeらは，M-VAC療法において，G-CSF製剤の使用により，化学療法時の感染症発生率は23.5％から14.1％に，好中球減少時の発熱は14.1％から1.0％に低下したと報告している[79]。Yasufukuらは泌尿器癌に対する化学療法におけるFN（47コース，39例）のうち，"second-line antibiotic"を必要とする難治性FNのリスクは尿路留置カテーテルとMASCCスコアであったと報告している[80]。和田らは尿路上皮癌と精巣腫瘍に対する化学療法（883コース，326例）におけるFNについて多施設後方視的調査を行い，BEP療法のFN発生率が20％を超えていた（23.2％）と報告した。FNに対する治療として，抗菌薬とG-CSFはいずれも約90％で投与されていたが，発熱のない好中球減少症232コースに対する抗菌薬とG-CSFの投与はそれぞれ5コース（2.2%），144コース（62.1%）で，予防投与としては抗菌薬よりもG-CSFが高率に投与されている現状が明らかとなっている[6]。

海外の文献として，Counsellらが経口シプロフロキサシン（CPFX）の予防投与によって，精巣腫瘍における化学療法に伴う好中球減少時の発熱が15%から5%に減少したと報告している[81]。ただし，これはIDSAガイドライン2002以前の予防投与が肯定されている時代の報告であり，現在は好中球数100/μL以下が7日を超えて続くことが予想される高リスク患者に限定して行われるべきである。多剤耐性菌による感染症を抑制する見地からもすべての患者に一律に行うことは推奨しない[70)71]。

5 おわりに

泌尿器科領域は取り扱う臓器が多く，外科的，内科的治療ともに行い，初期診断から終末期までの診療を行う総合臨床科といえる。多くの施設で泌尿器科単科による泌尿器癌に対する抗癌化学療法が行われているのが現状であり，重篤かつ高頻度な合併症であるFNに関しても高度な知識が要求される。近年，『発熱性好中球減少症（FN）診療ガイドライン』[3]と『G-CSF適正使用ガイドライン2013年版』[4]が発刊されたが，これらガイドラインの内容の多くは他の領域からのエビデンスで成り立っている。幅広い診療を行う泌尿器科領域からのエビデンスがさらに蓄積され，泌尿器科に特化した本ガイドラインが多くの臨床医にとって有用となることが期待される。

文献

1) Hughes WT, Armstrong D, Bodey GP, Feld R, Mandell GL, Meyers JD, Pizzo PA, Schimpff SC, Shenep JL, Wade JC, Young LS, Yow MD : From the Infectious Diseases Society of America. Guidelines for the use of antimicrobial agents in neutropenic patients with unexplained fever. J Infect Dis, 161, 381-96, 1990.
2) Masaoka T, for the FN panel : Evidence-based recommendations on antimicrobial use in febrile neutropenia in Japan. Int J Hematol, 68, S1-40, 1998.
3) 日本臨床腫瘍学会編：発熱性好中球減少症（FN）診療ガイドライン．南江堂，東京，2012.
4) 日本癌治療学会編：G-CSF適正使用ガイドライン2013年版．金原出版，東京，2013.
5) Culine S, Kramar A, Théodore C, Geoffrois L, Chevreau C, Biron P, Nguyen BB, Héron JF, Kerbrat P, Caty A, Delva R, Fargeot P, Fizazi K, Bouzy J, Droz JP ; Genito-Urinary Group of the French Federation of Cancer Centers Trial T93MP : Randomized trial comparing bleomycin/etoposide/cisplatin with alternating cisplatin/cyclophosphamide/doxorubicin and vinblastine/bleomycin regimens of chemotherapy for patients with intermediate- and poor-risk metastatic nonseminomatous germ cell tumors : Genito-Urinary Group of the French Federation of Cancer Centers Trial T93MP. J Clin Oncol, 26, 421-7, 2008.
6) 和田耕一郎，谷本竜太，能勢宏幸，上原慎也，渡辺豊彦，速見浩士，永井真吾，安田　満，出口　隆，茂田啓介，矢澤　聰，菊地栄次，大家基嗣，橋本次朗，上原央久，栗村雄一郎，桧山佳樹，高橋　聡，塚本泰司，庄　武彦，濱砂良一，宮崎　淳，東郷容和，田岡利宜也，中尾　篤，山本新吾，小林加直，松原昭郎，石川清仁，公文裕巳，松本哲朗：泌尿器科領域における抗癌化学療法に伴う発熱性好中球減少症に関する多施設共同調査．日化療会誌，62，374-81，2014.
7) Viscoli C, Bruzzi P, Castagnola E, Boni L, Calandra T, Gaya H, Meunier F, Feld R, Zinner S, Klastersky J, Glauser M : Factors associated with bacteraemia in febrile, granulocytopenic cancer patients. The International Antimicrobial Therapy Cooperative Group (IATCG) of the European Organization for Research and Treatment of Cancer (EORTC) . Eur J Cancer, 30A, 430-7, 1994.
8) Bodey GP, Jadeja L, Elting L : Pseudomonas bacteremia. Retrospective analysis of 410 episodes. Arch Intern Med, 145, 1621-9, 1985.
9) Freifeld AG, Bow EJ, Sepkowitz KA, Boeckh MJ, Ito JI, Mullen CA, Raad II, Rolston KV, Young JA, Wingard JR ; Infectious Diseases Society of America : Clinical practice guideline for the use of antimicrobial

agents in neutropenic patients with cancer : 2010 update by the infectious diseases society of america. Clin Infect Dis, 52, e56-93, 2011.
10) Smith TJ, Khatcheressian J, Lyman GH, Ozer H, Armitage JO, Balducci L, Bennett CL, Cantor SB, Crawford J, Cross SJ, Demetri G, Desch CE, Pizzo PA, Schiffer CA, Schwartzberg L, Somerfield MR, Somlo G, Wade JC, Wade JL, Winn RJ, Wozniak AJ, Wolff AC : 2006 update of recommendations for the use of white blood cell growth factors : an evidence-based clinical practice guideline. J Clin Oncol, 24, 3187-205, 2006.
11) de Naurois J, Novitzky-Basso I, Gill MJ, Marti FM, Cullen MH, Roila F ; ESMO Guidelines Working Group : Management of febrile neutropenia : ESMO Clinical Practice Guidelines. Ann Oncol, 21, v252-6, 2010.
12) NCCN Clinical Practice Guidelines in Oncology (NCCN Guidelines®), Myeloid Growth Factors Version 1. 2012. [http://www.nccn.org/index.asp]
13) Ikeda M, Matsumoto K, Tabata K, Minamida S, Fujita T, Satoh T, Iwamura M, Baba S : Combination of gemcitabine and paclitaxel is a favorable option for patients with advanced or metastatic urothelial carcinoma previously treated with cisplatin-based chemotherapy. Jpn J Clin Oncol, 41, 1214-20, 2011.
14) von der Maase H, Hansen SW, Roberts JT, Dogliotti L, Oliver T, Moore MJ, Bodrogi I, Albers P, Knuth A, Lippert CM, Kerbrat P, Sanchez Rovira P, Wersall P, Cleall SP, Roychowdhury DF, Tomlin I, Visseren-Grul CM, Conte PF : Gemcitabine and cisplatin versus methotrexate, vinblastine, doxorubicin, and cisplatin in advanced or metastatic bladder cancer : results of a large, randomized, multinational, multicenter, phase III study. J Clin Oncol, 18, 3068-77, 2000.
15) 前田俊浩，高橋　敦，廣部恵美，本間一也，舛森直哉，伊藤直樹，塚本泰司：進行性膀胱尿路上皮癌に対するMVAC療法の副作用に関する検討．泌尿紀要，53，213-9，2007.
16) Sternberg CN, de Mulder PH, Schornagel JH, Théodore C, Fossa SD, van Oosterom AT, Witjes F, Spina M, van Groeningen CJ, de Balincourt C, Collette L ; European Organization for Research and Treatment of Cancer Genitourinary Tract Cancer Cooperative Group : Randomized phase III trial of high-dose-intensity methotrexate, vinblastine, doxorubicin, and cisplatin (MVAC) chemotherapy and recombinant human granulocyte colony-stimulating factor versus classic MVAC in advanced urothelial tract tumors : European Organization for Research and Treatment of Cancer Protocol no. 30924. J Clin Oncol, 19, 2638-46, 2001.
17) Nakai Y, Nishimura K, Nakayama M, Uemura M, Takayama H, Nonomura N, Tsujimura A ; Osaka CRPC Clinical Study Collaboration : Weekly, low-dose docetaxel combined with estramustine for Japanese castration-resistant prostate cancer : its efficacy and safety profile compared with tri-weekly standard-dose treatment. Int J Clin Oncol, 19, 165-72, 2014.
18) Thalgott M, Horn T, Heck MM, Maurer T, Eiber M, Retz M, Autenrieth M, Herkommer K, Krause BJ, Gschwend JE, Treiber U, Kübler HR : Long-term results of a phase II study with neoadjuvant docetaxel chemotherapy and complete androgen blockade in locally advanced and high-risk prostate cancer. J Hematol Oncol, 7, 20, 2014.
19) de Bono JS, Oudard S, Ozguroglu M, Hansen S, Machiels JP, Kocak I, Gravis G, Bodrogi I, Mackenzie MJ, Shen L, Roessner M, Gupta S, Sartor AO ; TROPIC Investigators : Prednisone plus cabazitaxel or mitoxantrone for metastatic castration-resistant prostate cancer progressing after docetaxel treatment : a randomised open-label trial. Lancet, 376, 1147-54, 2010.
20) Aapro MS, Bohlius J, Cameron DA, Dal Lago L, Donnelly JP, Kearney N, Lyman GH, Pettengell R, Tjan-Heijnen VC, Walewski J, Weber DC, Zielinski C ; European Organisation for Research and Treatment of Cancer : 2010 update of EORTC guidelines for the use of granulocyte-colony stimulating factor to reduce the incidence of chemotherapy-induced febrile neutropenia in adult patients with lymphoproliferative disorders and solid tumours. Eur J Cancer, 47, 8-32, 2011.
21) Klastersky J, Paesmans M, Rubenstein EB, Boyer M, Elting L, Feld R, Gallagher J, Herrstedt J, Rapoport B, Rolston K, Talcott J : The Multinational Association for Supportive Care in Cancer risk index : A multinational scoring system for identifying low-risk febrile neutropenic cancer patients. J Clin Oncol, 18, 3038-51, 2000.
22) Klastersky J, Paesmans M, Georgala A, Muanza F, Plehiers B, Dubreucq L, Lalami Y, Aoun M, Barette M : Outpatient oral antibiotics for febrile neutropenic cancer patients using a score predictive for complications. J Clin Oncol, 24, 4129-34, 2006.
23) Limper M, de Kruif MD, Duits AJ, Brandjes DP, van Gorp EC : The diagnostic role of procalcitonin and other biomarkers in discriminating infectious from non-infectious fever. J Infect, 60, 409-16, 2010.
24) Meidani M, Khorvash F, Abolghasemi H, Jamali B : Procalcitonin and quantitative C-reactive protein

role in the early diagnosis of sepsis in patients with febrile neutropenia. South Asian J Cancer, 2, 216-9, 2013.
25) Giamarellou H, Giamarellos-Bourboulis EJ, Repoussis P, Galani L, Anagnostopoulos N, Grecka P, Lubos D, Aoun M, Athanassiou K, Bouza E, Devigili E, Krçmery V, Menichetti F, Panaretou E, Papageorgiou E, Plachouras D : Potential use of procalcitonin as a diagnostic criterion in febrile neutropenia : experience from a multicentre study. Clin Microbiol Infect, 10, 628-33, 2004.
26) 日本医真菌学会：侵襲性カンジダ症の診断・治療ガイドライン．Med Mycol J，54，147-251，2013.
27) Lee A, Mirrett S, Reller LB, Weinstein MP : Detection of bloodstream infections in adults : how many blood cultures are needed? J Clin Microbiol, 45, 3546-8, 2007.
28) Montassier E, Batard E, Gastinne T, Potel G, de La Cochetière MF : Recent changes in bacteremia in patients with cancer : a systematic review of epidemiology and antibiotic resistance. Eur J Clin Microbiol Infect Dis, 32, 841-50, 2013.
29) Chong Y, Yakushiji H, Ito Y, Kamimura T : Clinical impact of fluoroquinolone prophylaxis in neutropenic patients with hematological malignancies. Int J Infect Dis, 15, e277-81, 2011.
30) Bow EJ, Rotstein C, Noskin GA, Laverdiere M, Schwarer AP, Segal BH, Seymour JF, Szer J, Sanche S : A randomized, open-label, multicenter comparative study of the efficacy and safety of piperacillin-tazobactam and cefepime for the empirical treatment of febrile neutropenic episodes in patients with hematologic malignancies. Clin Infect Dis, 43, 447-59, 2006.
31) Tamura K, Matsuoka H, Tsukada J, Masuda M, Ikeda S, Matsuishi E, Kawano F, Izumi Y, Uike N, Utsunomiya A, Saburi Y, Shibuya T, Imamura Y, Hanada S, Okamura S, Gondoh H ; Kyushu Hematology Organization for Treatment (K-HOT) Study Group : Cefepime or carbapenem treatment for febrile neutropenia as a single agent is as effective as a combination of 4th-generation cephalosporin + aminoglycosides : comparative study. Am J Hematol, 71, 248-55, 2002.
32) Feld R, DePauw B, Berman S, Keating A, Ho W : Meropenem versus ceftazidime in the treatment of cancer patients with febrile neutropenia : a randomized, double-blind trial. J Clin Oncol, 18, 3690-8, 2000.
33) Nakagawa Y, Suzuki K, Ohta K, Hino M, Ohyashiki K, Kanamaru A, Tamura K, Urabe A, Masaoka T ; Japan Febrile Neutropenia Study Group : Prospective randomized study of cefepime, panipenem, or meropenem monotherapy for patients with hematological disorders and febrile neutropenia. J Infect Chemother, 19, 103-11, 2013.
34) Paul M, Yahav D, Fraser A, Leibovici L : Empirical antibiotic monotherapy for febrile neutropenia : systematic review and meta-analysis of randomized controlled trials. J Antimicrob Chemother, 57, 176-89, 2006.
35) Cherif H, Björkholm M, Engervall P, Johansson P, Ljungman P, Hast R, Kalin M : A prospective, randomized study comparing cefepime and imipenem-cilastatin in the empirical treatment of febrile neutropenia in patients treated for haematological malignancies. Scand J Infect Dis, 36, 593-600, 2004.
36) Kern WV, Cometta A, De Bock R, Langenaeken J, Paesmans M, Gaya H : Oral versus intravenous empirical antimicrobial therapy for fever in patients with granulocytopenia who are receiving cancer chemotherapy. International Antimicrobial Therapy Cooperative Group of the European Organization for Research and Treatment of Cancer. N Engl J Med, 341, 312-8, 1999.
37) Vidal L, Ben Dor I, Paul M, Eliakim-Raz N, Pokroy E, Soares-Weiser K, Leibovici L : Oral versus intravenous antibiotic treatment for febrile neutropenia in cancer patients. Cochrane Database Syst Rev, 10, CD003992, 2013.
38) Teuffel O, Ethier MC, Alibhai SM, Beyene J, Sung L : Outpatient management of cancer patients with febrile neutropenia : a systematic review and meta-analysis. Ann Oncol, 22, 2358-65, 2011.
39) Freifeld A, Marchigiani D, Walsh T, Chanock S, Lewis L, Hiemenz J, Hiemenz S, Hicks JE, Gill V, Steinberg SM, Pizzo PA : A double-blind comparison of empirical oral and intravenous antibiotic therapy for low-risk febrile patients with neutropenia during cancer chemotherapy. N Engl J Med, 341, 305-11, 1999.
40) Bow EJ : Fluoroquinolones, antimicrobial resistance and neutropenic cancer patients. Curr Opin Infect Dis, 24, 545-53, 2011.
41) Cooper MR, Durand CR, Beaulac MT, Steinberg M : Single-agent, broad-spectrum fluoroquinolones for the outpatient treatment of low-risk febrile neutropenia. Ann Pharmacother, 45, 1094-102, 2011.
42) Sebban C, Dussart S, Fuhrmann C, Ghesquieres H, Rodrigues I, Geoffrois L, Devaux Y, Lancry L,

Chvetzoff G, Bachelot T, Chelghoum M, Biron P : Oral moxifloxacin or intravenous ceftriaxone for the treatment of low-risk neutropenic fever in cancer patients suitable for early hospital discharge. Support Care Cancer, 16, 1017-23, 2008.
43) Rolston KV, Frisbee-Hume SE, Patel S, Manzullo EF, Benjamin RS : Oral moxifloxacin for outpatient treatment of low-risk, febrile neutropenic patients. Support Care Cancer, 18, 89-94, 2010.
44) Kern WV : Risk assessment and treatment of low-risk patients with febrile neutropenia. Clin Infect Dis, 42, 533-40, 2006.
45) 齋藤　崇，原　雅道，品川克至，名和由一郎，中瀬浩一，竹内　誠，宮田　明，福田俊一，角南一貴，今城健二，矢野朋文，小島研介，豊嶋崇徳，藤井伸治，石丸文彦，池田和真，原田実根，谷本光音：好中球減少時の発熱に対するCefozopranの有効性に関する検討．癌と化療，31，61-5，2004.
46) Chamorey E, Magne N, Foa C, Otto J, Largillier R, Viot M, Benard-Thiery I, Thyss A : Ceftriaxone monotherapy for the treatment of febrile neutropenia in patients with solid tumors : a prospective study of 100 episodes. Med Sci Monit, 10, PI119-25, 2004.
47) Paul M, Soares-Weiser K, Grozinsky S, Leibovici L : Beta-lactam versus beta-lactam-aminoglycoside combination therapy in cancer patients with neutropaenia. Cochrane Database Syst Rev, 6, CD003038, 2003.
48) Hilf M, Yu VL, Sharp J, Zuravleff JJ, Korvick JA, Muder RR : Antibiotic therapy for Pseudomonas aeruginosa bacteremia : outcome correlations in a prospective study of 200 patients. Am J Med, 87, 540-6, 1989.
49) Kumar A, Zarychanski R, Light B, Parrillo J, Maki D, Simon D, Laporta D, Lapinsky S, Ellis P, Mirzanejad Y, Martinka G, Keenan S, Wood G, Arabi Y, Feinstein D, Kumar A, Dodek P, Kravetsky L, Doucette S ; Cooperative Antimicrobial Therapy of Septic Shock (CATSS) Database Research Group : Early combination antibiotic therapy yields improved survival compared with monotherapy in septic shock : a propensity-matched analysis. Crit Care Med, 38, 1773-85, 2010.
50) Vancomycin added to empirical combination antibiotic therapy for fever in granulocytopenic cancer patients. European Organization for Research and Treatment of Cancer (EORTC) International Antimicrobial Therapy Cooperative Group and the National Cancer Institute of Canada-Clinical Trials Group. J Infect Dis, 163, 951-8, 1991.
51) Vardakas KZ, Samonis G, Chrysanthopoulou SA, Bliziotis IA, Falagas ME : Role of glycopeptides as part of initial empirical treatment of febrile neutropenic patients : a meta-analysis of randomised controlled trials. Lancet Infect Dis, 5, 431-9, 2005.
52) Maher DW, Lieschke GJ, Green M, Bishop J, Stuart-Harris R, Wolf M, Sheridan WP, Kefford RF, Cebon J, Olver I, McKendrick J, Toner G, Bradstock K, Lieschke M, Cruickshank S, Tomita DK, Hoffman EW, Fox RM, Morstyn G : Filgrastim in patients with chemotherapy-induced febrile neutropenia. A double-blind, placebo-controlled trial. Ann Intern Med, 121, 492-501, 1994.
53) García-Carbonero R, Mayordomo JI, Tornamira MV, López-Brea M, Rueda A, Guillem V, Arcediano A, Yubero A, Ribera F, Gómez C, Trés A, Pérez-Gracia JL, Lumbreras C, Hornedo J, Cortés-Funes H, Paz-Ares L : Granulocyte colony-stimulating factor in the treatment of high-risk febrile neutropenia : a multicenter randomized trial. J Natl Cancer Inst, 93, 31-8, 2001.
54) Clark OA, Lyman GH, Castro AA, Clark LG, Djulbegovic B : Colony-stimulating factors for chemotherapy-induced febrile neutropenia : a meta-analysis of randomized controlled trials. J Clin Oncol, 23, 4198-214, 2005.
55) Marra CA, Frighetto L, Quaia CB, de Lemos ML, Warkentin DI, Marra F, Jewesson PJ : A new ciprofloxacin stepdown program in the treatment of high-risk febrile neutropenia : a clinical and economic analysis. Pharmacotherapy, 20, 931-40, 2000.
56) Slobbe L, Waal Lv, Jongman LR, Lugtenburg PJ, Rijnders BJ : Three-day treatment with imipenem for unexplained fever during prolonged neutropaenia in haematology patients receiving fluoroquinolone and fluconazole prophylaxis : a prospective observational safety study. Eur J Cancer, 45, 2810-7, 2009.
57) JAID/JSC感染症治療ガイド委員会編：I-C血管内留置カテーテル関連血流感染症・性器感染症．JAID/JSC感染症治療ガイド2011，152-169，ライフサイエンス出版株式会社，東京，2012.
58) Mermel LA, Allon M, Bouza E, Craven DE, Flynn P, O'Grady NP, Raad II, Rijnders BJ, Sherertz RJ, Warren DK : Clinical practice guidelines for the diagnosis and management of intravascular catheter-related infection : 2009 Update by the Infectious Diseases Society of America. Clin Infect Dis, 49, 1-45, 2009.
59) Maki DG, Kluger DM, Crnich CJ : The risk of bloodstream infection in adults with different intravascular

devices : a systematic review of 200 published prospective studies. Mayo Clin Proc, 81, 1159-71, 2006.
60) Raad I, Hanna HA, Alakech B, Chatzinikolaou I, Johnson MM, Tarrand J : Differential time to positivity : a useful method for diagnosing catheter-related bloodstream infections. Ann Intern Med, 140, 18-25, 2004.
61) O'Grady NP, Alexander M, Burns LA, Dellinger EP, Garland J, Heard SO, Lipsett PA, Masur H, Mermel LA, Pearson ML, Raad II, Randolph AG, Rupp ME, Saint S ; Healthcare Infection Control Practices Advisory Committee (HICPAC) : Guidelines for the prevention of intravascular catheter-related infections. Clin Infect Dis, 52, e162-93, 2011.
62) Raad II, Hohn DC, Gilbreath BJ, Suleiman N, Hill LA, Bruso PA, Marts K, Mansfield PF, Bodey GP : Prevention of central venous catheter-related infections by using maximal sterile barrier precautions during insertion. Infect Control Hosp Epidemiol, 15, 231-8, 1994.
63) Maki DG, Ringer M, Alvarado CJ : Prospective randomised trial of povidone-iodine, alcohol, and chlorhexidine for prevention of infection associated with central venous and arterial catheters. Lancet, 338, 339-43, 1991.
64) Mimoz O, Pieroni L, Lawrence C, Edouard A, Costa Y, Samii K, Brun-Buisson C : Prospective, randomized trial of two antiseptic solutions for prevention of central venous or arterial catheter colonization and infection in intensive care unit patients. Crit Care Med, 24 : 1818-23, 1996.
65) Timmer-Bonte JN, de Boo TM, Smit HJ, Biesma B, Wilschut FA, Cheragwandi SA, Termeer A, Hensing CA, Akkermans J, Adang EM, Bootsma GP, Tjan-Heijnen VC : Prevention of chemotherapy-induced febrile neutropenia by prophylactic antibiotics plus or minus granulocyte colony-stimulating factor in small-cell lung cancer : a Dutch Randomized Phase III Study. J Clin Oncol, 23, 7974-84, 2005.
66) Haim N, Shulman K, Goldberg H, Tsalic M : The safety of full-dose chemotherapy with secondary prophylactic granulocyte colony stimulating factor (G-CSF) following a prior cycle with febrile neutropenia. Med Oncol, 22, 229-32, 2005.
67) Gupta S, Singh PK, Bhatt ML, Pant MC, Gupta R, Negi MP : Efficacy of granulocyte colony stimulating factor as a secondary prophylaxis along with full-dose chemotherapy following a prior cycle of febrile neutropenia. Biosci Trends, 4, 273-8, 2010.
68) Green MD, Koelbl H, Baselga J, Galid A, Guillem V, Gascon P, Siena S, Lalisang RI, Samonigg H, Clemens MR, Zani V, Liang BC, Renwick J, Piccart MJ ; International Pegfilgrastim 749 Study Group : A randomized double-blind multicenter phase III study of fixed-dose single-administration pegfilgrastim versus daily filgrastim in patients receiving myelosuppressive chemotherapy. Ann Oncol, 14, 29-35, 2003.
69) Bow EJ : Management of the febrile neutropenic cancer patient : lessons from 40 years of study. Clin Microbiol Infect, 11, 24-9, 2005.
70) Bucaneve G, Micozzi A, Menichetti F, Martino P, Dionisi MS, Martinelli G, Allione B, D'Antonio D, Buelli M, Nosari AM, Cilloni D, Zuffa E, Cantaffa R, Specchia G, Amadori S, Fabbiano F, Deliliers GL, Lauria F, Foà R, Del Favero A ; Gruppo Italiano Malattie Ematologiche dell'Adulto (GIMEMA) Infection Program : Levofloxacin to prevent bacterial infection in patients with cancer and neutropenia. N Engl J Med, 353, 977-87, 2005.
71) Gafter-Gvili A, Fraser A, Paul M, Leibovici L : Meta-analysis : antibiotic prophylaxis reduces mortality in neutropenic patients. Ann Intern Med, 142, 979-95, 2005.
72) Boyce JM, Pittet D ; Healthcare Infection Control Practices Advisory Committee ; HICPAC/SHEA/APIC/IDSA Hand Hygiene Task Force : Guideline for Hand Hygiene in Health-Care Settings. Recommendations of the Healthcare Infection Control Practices Advisory Committee and the HICPAC/SHEA/APIC/IDSA Hand Hygiene Task Force. Society for Healthcare Epidemiology of America/Association for Professionals in Infection Control/Infectious Diseases Society of America. MMWR Recomm Rep, 51, 1-45, 2002.
73) Centers for Disease Control and Prevention ; Infectious Disease Society of America ; American Society of Blood and Marrow Transplantation : Guidelines for preventing opportunistic infections among hematopoietic stem cell transplant recipients. MMWR Recomm Rep, 49, 1-125, 2000.
74) Gardner A, Mattiuzzi G, Faderl S, Borthakur G, Garcia-Manero G, Pierce S, Brandt M, Estey E : Randomized comparison of cooked and noncooked diets in patients undergoing remission induction therapy for acute myeloid leukemia. J Clin Oncol, 26, 5684-8, 2008.

75) Siegel JD, Rhinehart E, Jackson M, Chiarello L ; Health Care Infection Control Practices Advisory Committee : 2007 Guideline for Isolation Precautions : Preventing Transmission of Infectious Agents in Health Care Settings. Am J Infect Control, 35, S65-164, 2007.
76) Immunization of health-care workers : recommendations of the Advisory Committee on Immunization Practices (ACIP) and the Hospital Infection Control Practices Advisory Committee (HICPAC) . MMWR Recomm Rep, 46, 1-42, 1997.
77) 山崎清仁，熊本悦明，塚本泰司，広瀬崇興：癌化学療法による白血球減少時発熱に対する予防治療. Chemotherapy，37，838-47，1989.
78) Matsumoto T, Takahashi K, Tanaka M, Kumazawa J : Infectious complications of combination anticancer chemotherapy for urogenital cancers. Int Urol Nephrol, 31, 7-14, 1999.
79) Kotake T, Usami M, Miki T, Togashi M, Akaza H, Kubota Y, Matsumura Y : Effect of recombinant human granulocyte colony stimulating factor (lenograstim) on chemotherapy induced neutropenia in patients with urothelial cancer. Int J Urol, 6, 61-7, 1999.
80) Yasufuku T, Shigemura K, Tanaka K, Arakawa S, Miyake H, Fujisawa M : Risk factors for refractory febrile neutropenia in urological chemotherapy. J Infect Chemother, 19, 211-6, 2013.
81) Counsell R, Pratt J, Williams MV : Chemotherapy for germ cell tumours : prophylactic ciprofloxacin reduces the incidence of neutropenic fever. Clin Oncol (R Coll Radiol) , 6, 232-6, 1994.

抗菌薬略語一覧表

■β-ラクタム系（BLs）

一般名	略語
●ペニシリン系	PCs
ampicillin	ABPC
ciclacillin	ACPC
amoxicillin	AMPC
apalcillin	APPC
aspoxicillin	ASPC
bacampicillin	BAPC
carbenicillin	CBPC
carfecillin	CFPC
carindacillin	CIPC
methicillin	DMPPC
hetacillin	IPABPC
lenampicillin	LAPC
cloxacillin	MCIPC
dicloxacillin	MDIPC
flucloxacillin	MFIPC
mecillinam	MPC
oxacillin	MPIPC
mezlocillin	MZPC
nafcillin	NFPC
benzylpenicillin (penicillin G)	PCG
phenoxymethyl penicillin (penicillin V)	PCV
phenethicillin	PEPC
piperacillin	PIPC
pivmecillinam	PMPC
propicillin	PPPC
pivampicillin	PVPC
sulbenicillin	SBPC
sultamicillin	SBTPC
talampicillin	TAPC
ticarcillin	TIPC
ampicillin/cloxacillin	ABPC/MCIPC
clavulanic acid/amoxicillin	CVA/AMPC
clavulanic acid/ticarcillin	CVA/TIPC
sulbactam/ampicillin	SBT/ABPC
tazobactam/piperacillin	TAZ/PIPC

一般名	略語
●セフェム系 セファロスポリン系	CEPs
（注射用）	
ceftazidime	CAZ
cefodizime	CDZM
cephacetrile	CEC
cephapirin	CEPR
cephaloridine	CER
cephalothin	CET
cefazolin	CEZ
cefclidin	CFCL
cefluprenam	CFLP
cefepime	CFPM
cefsulodin	CFS
cefoselis	CFSL
cefamandole	CMD
cefmenoxime	CMX
cefpimizole	CPIZ
cefpiramide	CPM
cefpirome	CPR
cefoperazone	CPZ
cefotiam	CTM
ceftriaxone	CTRX
cefotaxime	CTX
ceftezole	CTZ
cefuroxime	CXM
cefuzonam	CZON
cefozopran	CZOP
ceftizoxime	CZX
sulbactam/cefoperazone	SBT/CPZ
（経口用）	
cefaclor	CCL
cefditoren pivoxil	CDTR-PI
cefadroxil	CDX
cefradine	CED
cephaloglycin	CEG
cefetamet pivoxil	CEMT-PI
ceftibuten	CETB
cephalexin	CEX

一般名	略語
cefdinir	CFDN
cefixime	CFIX
cefcapene pivoxil	CFPN-PI
cefprozil	CFPZ
cefatrizine	CFT
cefteram pivoxil	CFTM-PI
cefpodoxime proxetil	CPDX-PR
cefotiam hexetil	CTM-HE
cefroxadine	CXD
cefuroxime axetil	CXM-AX
ceftizoxime alapivoxil	CZX-AP
●セファマイシン系	
cefbuperazone	CBPZ
cefoxitin	CFX
cefminox	CMNX
cefmetazole	CMZ
cefotetan	CTT
●オキサセフェム系	
flomoxef	FMOX
latamoxef	LMOX
●ペネム系	
faropenem	FRPM
ritipenem acoxil	RIPM-AC
●カルバペネム系	
biapenem	BIPM
doripenem	DRPM
meropenem	MEPM
tebipenem pivoxil	TBPM-PI
imipenem/cilastatin	IPM/CS
panipenem/betamipron	PAPM/BP
●カルバセフェム系	
loracarbef	LCBF
●モノバクタム系	
aztreonam	AZT
carumonam	CRMN
●β-ラクタマーゼ阻害薬	
clavulanic acid	CVA
sulbactam	SBT
tazobactam	TAZ

■アミノグリコシド系 (AGs)

一般名	略語
arbekacin	ABK
bekanamycin	AKM
amikacin	AMK
astromicin	ASTM
dibekacin	DKB
fradiomaycin(neomycin)	FRM
gentamicin	GM
isepamicin	ISP
kanamycin	KM
lividomycin	LVDM
micronomicin	MCR
netilmicin	NTL
paromomycin	PRM
ribostamycin	RSM
sisomicin	SISO
streptomycin	SM
spectinomycin	SPCM
tobramycin	TOB

■マクロライド系 (MLs)

一般名	略語
azithromycin	AZM
clarithromycin	CAM
erythromycin	EM
josamycin	JM
kitasamycin (leucomycin)	LM
midecamycin	MDM
oleandomycin	OL
rokitamycin	RKM
roxithromycin	RXM
spiramycin	SPM

■リンコマイシン系 (LCMs)

一般名	略語
clindamycin	CLDM
lincomycin	LCM

■ケトライド系（KLs）

一般名	略語
telithromycin	TEL

■ストレプトグラミン系（SGs）

一般名	略語
quinupristin/dalfopristin	QPR/DPR

■キノロン系（QLs）

一般名	略語
balofloxacin	BLFX
cinoxacin	CINX
ciprofloxacin	CPFX
enoxacin	ENX
fleroxacin	FLRX
gatifloxacin	GFLX
grepafloxacin	GPFX
garenoxacin mesilate hydrate	GRNX
lomefloxacin	LFLX
levofloxacin	LVFX
moxifloxacin	MFLX
miloxacin	MLX
nalidixic acid	NA
nadifloxacin	NDFX
norfloxacin	NFLX
ofloxacin	OFLX
piromidic acid	PA
pipemidic acid	PPA
prulifloxacin	PUFX
pazufloxacin	PZFX
pazufloxacin mesilate	PZFX-ME
sparfloxacin	SPFX
sitafloxacin	STFX
tosufloxacin	TFLX
temafloxacin	TMFX

■テトラサイクリン系（TCs）

一般名	略語
chlortetracycline	CTC
demethylchlortetracycline	DMCTC
doxycycline	DOXY
minocycline	MINO
methacycline	MTC
oxytetracycline	OTC
tetracycline	TC

■クロラムフェニコール系（CPs）

一般名	略語
chloramphenicol	CP
thiamphenicol	TP

■オキサゾリジノン系（OZs）

一般名	略語
linezolid	LZD

■ポリペプチド系（PLs）

一般名	略語
bacitracin	BC
colistin	CL
polymyxin B	PL-B

■グリコペプチド系（GPs）

一般名	略語
teicoplanin	TEIC
vancomycin	VCM

■リポペプチド系

一般名	略語
daptomycin	DAP

■グリシルサイクリン系

一般名	略語
tigecycline	TGC

■その他の抗菌薬

一般名	略語
coumermycin	CMRM
carbomycin	CRM
enramycin	EDC
fusidic acid	FA
fosfomycin	FOM
kasugamycin	KSM
mikamycin	MKM
metronidazole	MNZ
mupirocin	MUP
novobiocin	NB
nitrofurazone	NF
ristocetin	RCT
sulfamethoxazole-trimethoprim	ST

■抗結核薬

一般名	略語
capreomycin	CPRM
cycloserine	CS
ethambutol	EB
ethionamide	ETH
enviomycin (tuberactinomycin)	EVM
isoniazid	INH
p-aminosalicylic acid	PAS
prothionamide	PTH
pyrazinamide	PZA
rifabutin	RBT
rifampicin	RFP
thiazolidomycin	THZ
viomycin	VM

■抗真菌薬

一般名	略語
amphotericin B	AMPH-B
caspofungin acetate	CPFG
fosfluconazole	F-FLCZ
fluconazole	FLCZ
griseofulvin	GRF
itraconazole	ITCZ
ketoconazole	KCZ
liposomal amphotericin B	L-AMB
micafungin	MCFG
miconazole	MCZ
nystatin	NYS
pimaricin	PMR
pentamycin	PNT
trichomycin	TRM
variotin	VR
voriconazole	VRCZ
flucytosine	5-FC

（日化療会誌 63：283-85，2015 より引用）

泌尿器科領域における
周術期感染予防ガイドライン 2015　　定価　本体2,800円(税別)

2016年 3 月25日　第 1 版第 1 刷発行©

編　集　日本泌尿器科学会
発行者　松岡光明
発行所　株式会社　メディカルレビュー社

〒541-0046　大阪市中央区平野町3-2-8　淀屋橋MIビル
電話/06-6223-1468㈹　振替　大阪6-307302
編集部　電話/06-6223-1667　FAX/06-6223-1338
✉takayama@m-review.co.jp

〒113-0034　東京都文京区湯島3-19-11　湯島ファーストビル
電話/03-3835-3041㈹
販売部　電話/03-3835-3049　FAX/03-3835-3075
✉sale@m-review.co.jp

URL http://www.m-review.co.jp

印刷・製本／大阪書籍印刷株式会社
乱丁・落丁の際はお取り替えいたします。

ISBN978-4-7792-1495-0　C3047